实用临床超声与诊断

编著 翟浩天

吉林科学技术出版社

图书在版编目（CIP）数据

实用临床超声与诊断 / 翟浩天编著. -- 长春：吉
林科学技术出版社，2022.5
ISBN 978-7-5578-9517-4

Ⅰ. ①实… Ⅱ. ①翟… Ⅲ. ①超声波诊断 Ⅳ.
①R445.1

中国版本图书馆 CIP 数据核字（2022）第 112464 号

实用临床超声与诊断

编　　著	翟浩天
出 版 人	宛　霞
责任编辑	赵　兵
封面设计	猎英图书
制　　版	猎英图书
幅面尺寸	185mm×260mm
开　　本	16
字　　数	170 千字
印　　张	7
印　　数	1–1500 册
版　　次	2022年5月第1版
印　　次	2022年5月第1次印刷

出　　版　吉林科学技术出版社
发　　行　吉林科学技术出版社
地　　址　长春市南关区福祉大路5788号出版大厦A座
邮　　编　130118
发行部电话/传真　0431-81629529　81629530　81629531
　　　　　　　　　　81629532　81629533　81629534
储运部电话　0431-86059116
编辑部电话　0431-81629510
印　　刷　廊坊市印艺阁数字科技有限公司

书　　号　ISBN 978-7-5578-9517-4
定　　价　38.00 元

前　言

　　数字化、多功能超声仪的出现，大大拓宽了各种疾病的检查领域，尤其对各个脏器病变及软组组的检查及其血流动力学的动态观察，有其独特的优越性。目前，超声医学诊断的分工更加精细。凭借先进的器官建模、图像切面标准化和成熟的量化技术，超声诊断变得更容易、更具有可重复性，并能够为临床提供更多信息。本书通过对超声临床新技术的概况、基本原理、适应证、操作规范、临床应用现状及发展前景等进行了详细地论述和总结。

前 言

目 录

第一章 医学超声诊断基础和原理

第一节 医学超声诊断基础

一、医学超声的物理特性

（一）超声波的定义

声源振动频率＞20000 Hz 的机械波为超声波。

超声诊断所用声源振动频率一般为 1～10MHz，常用 2.5～5.0MHz。

（二）超声波的主要物理参数

1. 波长

用"λ"表示，在波的传播方向上，质点完成一次振动的距离。波长以 mm 为单位，高频超声中则以 μm 为单位。

2. 频率

用"f"表示，单位时间内质点完成一个振动过程的次数，单位为赫兹（Hz，1Hz＝1 周）。

3. 周期

用"T"表示，质点完成一次振动所需的时间，单位为秒（s）、毫秒（ms）或微秒（μs）。周期与频率互为倒数。即：

$$T\ (s)\ =1/f\ (Hz), \quad f\ (Hz)\ =1/T\ (s)$$
$$或\ T\ (\mu s)\ =1/f\ (MHz), \quad f\ (MHz)\ =1/T\ (\mu s)$$

4. 声速

用"c"表示，单位时间内声波在介质中的传播距离，声速的单位常用 m/s、cm/s、cm/μs、mm/μs 等，人体软组织平均声速为 1540m/s。c 与体膨胀系数（K_a）、介质密度（p）、杨氏模量（E）等关系如下：

$$c\approx\ (K_a/\rho)\ ^{1/2}\ 或\ c\approx\ (E/p)\ ^{1/2}$$

5. 波长、频率与声速间的关系

波长、频率与声速间有确切的关系，即波长与频率的乘积等于声速。从诊断超声分析，如所用频率固定，则在声速高的介质中其波长亦大；如在相同声速的同一介质中，所用频率越高，则波长越小。

$$\lambda\ (mm)\ =c\ (mm/s)\ /f\ (Hz),\ 或\ \lambda\ (mm)\ =c\ (mm/s)\ /f\ (MHz)\ \times10^3$$

为简化计算公式，在人体软组织中（c≈1500m/s），上述公式变为：

$$\lambda\ (mm)\ =1.5/f\ (MHz),\ 或\ \lambda\ (mm)\ \times f\ (MHz)\ =1.5$$

6. 声功（能）

从探头向一个面发出超声的总能量称为声功（能），以焦（J）为单位。

7. 声功率

单位时间内从超声探头发出的声功（能），称为声功率。声功率以瓦（watt，W）或毫瓦（mW）为单位，$1W = 1J/s$。

8. 声强

单位面积上的声功率，称为声强。声强用 I 表示，亦即在单位时间内每单位面积上所经过的声能量，以 W/cm^2 或 mW/cm^2 为单位，$1W/cm^2 = 1J/(cm^2 \cdot s)$。

在脉冲式超声系统中，超声声强（I）分类如下。

（1）空间平均时间平均声强（I_{SATA}）：为标出声强中的最低数据。

（2）空间峰值时间平均声强（I_{SPTA}）：非聚焦声束中，为 I_{SATA} 的 $3\sim5$ 倍；聚焦超声中，焦区声强为 I_{SATA} 的 $108\sim200$ 倍。

（3）空间平均时间峰值声强（I_{SATP}）：为占空因素的倒数与 I_{SATA} 的乘积。

（4）空间峰值时间峰值声强（I_{SPTP}）：为标出声强中的最高数据。可达 I_{SATA} 的 $300\sim1000$ 倍。

此外，尚有空间峰值脉冲平均声强（I_{SPPA}）及最大半周脉冲声强（I_{max}）等标示值。

在各种声强中，多数学者认为 I_{SPTA} 为生物效应的最主要指标。

（三）超声波的发生

诊断用超声波一般应用压电元件所产生的压电效应，即电能与机械能的相互转换而发生。压电元件可为天然晶体（石英）、压电陶瓷（钛酸钡、钛酸铅、锆钛酸铅）或有机压电薄膜（PVDF、$PVDF_2$）等。

1. 压电效应

压电效应指在力的作用下（压力或负压力），压电元件的一对面上产生电场，其符号（正、负）相反。所加的力越大，电场强度亦越大；反之则小。或者，在电场的作用下，压电元件产生如同外力作用下的改变，或增厚，亦可减薄（电场反向时）。所加的电场强度越大，厚薄的变化亦越大。

凡加力后产生电场的变化，称正压电效应；而加电场后产生厚度的变化，称逆压电效应。

2. 压电材料

（1）压电晶体：可分为以下两种。

天然压电晶体：石英又名二氧化硅（SiO_2）。X 切割的石英晶体具有压电性能，其发射频率单纯，带宽窄，Q 值高，但要求激励电压高，常需数千伏（kV）。

压电陶瓷晶体：为铁电体的化合混合物，采用人工配方、烧结、磨粉、混合、压模、再烧结、磨片、涂银、极化、切割等一系列工艺制成，可掺杂微量化学元素以改变其压电和介电性能，为目前绝大多数商品超声诊断仪所采用。

（2）压电有机材料：聚偏氟乙烯具有压电性能。PVDF（或 $PVDF_2$）薄膜经延展使其分子链轴规则排列，并外加电场使之极化，即获得压电高分子薄膜，易制成宽带探头，具有质柔软、可弯曲、易加工等优点。

（四）超声波的传播特性

（1）超声波在同种介质中呈直线传播。

（2）频率越高，波长越短，束射性或方向性越强。

（五）声源、声束、声场与分辨力

1．声源

能产生超声的物体称为声源，通常采用压电陶瓷、压电有机材料或混合压电材料组成。声源由超声换能器发出。

2．声束

声束从声源发出的声波，一般在一个较小的立体角内传播。其中心轴线称为声轴，为声束传播的主方向。声束两侧边缘间的距离称为束宽。

3．近场与远场

声束各处宽度不等，在邻近探头的一段距离内，束宽几乎相等，称为近场区，近场区为一复瓣区，此区内声强高低起伏；远方为远场区，声束开始扩散，远场区内声强分布均匀。近场区的长度（L）与声源的面积（r^2）成正比，而与超声的波长（λ）成反比。即：

$$L\ (mm) = r^2\ (mm)^2/\lambda\ (mm)，或\ L\ (mm) = r^2\ (mm)^2 \cdot f_{(MHz)}/c_{(mm/s)}$$

远场区声束扩散程度的大小亦与声源的半径及超声波长有关，用 θ 代表半扩散角时，则：

$$Sin\theta = 1.22\lambda/D\ 或\ Sin\theta = 0.61\lambda/r。$$

显然，θ 越小，声束扩散越小。

近场区及远场区都有严格的物理定义，它随探头工作频率及探头发射时的有效面积而变化。实用超声仪上 far 及 near 名为近段（程）及远段（程）调节，而非近场区及远场区。

非聚焦声束内声强的分布是不均匀的。近场声束宽度虽然接近相等，但声强分布起伏较大；远场声强分布相对均匀，但是声束增宽，逐渐扩散。声束中，在声轴方向上声强最集中的区域呈细窄瓣状，称为主瓣。除了主瓣外，在主瓣周围尚有数层旁瓣，由内向外依次称第一旁瓣、第二旁瓣……其中最重要的是第一旁瓣，尽管声压仅为主瓣的 10%，但是可以引起伪像。

4．声束的聚焦

平面型声源无论在近场区或在远场区中声束宽均嫌过大，导致图像质量下降，故需加用声束聚焦技术。单片型探头一般在其表面加置声透镜聚焦。多阵元型探头需用两种聚焦方法——加置半圆柱形声透镜使声束在探头的短轴方向聚焦；使用多阵元的相控发射及相控接收使声束在探头的长轴方向聚焦。

5．分辨力

（1）基本分辨力：指根据单一声束线上所测出的分辨两个细小目标的能力。正确分辨力的测定是两个被测小靶标移动至回声波形与波形间在振幅高度的 50%处（−6dB）能分离时，此时两小点间距为确切的分辨力。基本分辨力又分三类：①轴向分辨力：指沿声束轴线方向的分辨力。轴向分辨力的优劣影响靶标在浅深方向的精细度。分辨力佳则在轴向的图像点细小、清晰。通常用 3～3.5MHz 探头时，轴向分辨力在 1mm 左右。②侧向分辨力：指在与声束轴线垂直的平面上，在探头长轴方向的分辨力。声束越细，侧向分辨力越好，其分辨力好坏由晶片形状、发射频率、聚焦效果及距离换能器远近等因素决定。在声束聚焦区，3～3.5MHz 的侧向分辨力应在 1.5～2mm。③横向分辨力：指在与声束轴线垂直的平面上，在探头短轴方向的分辨力（或称厚度分辨力）。超声探头具有一定厚度。超声切面图像，是一个较厚的断面信息的叠加图像。这就有横向分辨力的问题。

横向分辨力是探头在横向方向上声束的宽度，它与探头的曲面聚焦及距换能器的距离有关。横向分辨力越好，图像上反映组织的切面情况越真实。

（2）图像分辨力：指构成整幅图像的目标分辨力。包括：①细微分辨力：用以显示散射点的大小。细微分辨力与接收放大器通道数成正比。而与靶标的距离成反比。故先进超声诊断仪采用 128 独立通道的发射—接收放大器，获得－20dB 的细小光点的细微声像图。②对比分辨力：用以显示回声信号间的微小差别。一般为－60～－40dB，而－50dB 更为适中。在采用数字扫描变换技术后，可获得优越的对比分辨力。

二、人体组织的声学参数

（1）密度（ρ）：组织、脏器的声学密度，单位为 g/cm^3。

（2）声速（c）：一般固体物含量高者声速最高，含纤维组织（主要成分为胶原纤维）高者，声速较高；含水量较高的软组织声速较低，液体声速更低，含气脏器中的气体声速最低。

（3）特性声阻抗：用 Z 表示，指某点的声压和质点速度的复数比，它等于介质中声速（c）和其密度（ρ）的乘积，即：

$$Z\,(Pa \times s/m) = \rho\,(10^3 kg/m^3) \times c\,(m/s)$$

特性声阻抗单位为瑞利。

（4）界面：两种特性声阻抗不同的物体（组织）的相接触处称为界面。接触面大小称为界面尺寸。尺寸小于波长时称为小界面，反之称为大界面。

三、人体组织对入射超声的作用

人体组织对入射超声可产生多种物理现象，表现为声像图的各种特征。

1. 反射

超声波入射到比自身波长大的大界面时，入射声波的较大部分能量被该界面阻挡而返回，这种现象称为反射。大界面反射遵守 Snell 定律，即：①入射和反射回声在同一平面上；②入射声束与反射声束在法线的两侧；③入射角与反射角相等。反射的能量由反射系数（R）决定。

$$R = \left[\,(Z_2 - Z_1) \, / \, (Z_2 + Z_1)\,\right]^2$$

当 $Z_1 = Z_2$，为均匀介质，则 $R = 0$，无反射；当 $Z_1 < Z_2$，则 R 很大，产生强反射；当 $Z \neq Z_2$，$R \neq 0$，反射存在。

2. 散射

小界面对入射超声产生散射现象，使入射超声的部分能量向各个空间方向分散辐射。其返回至声源的回声能量甚低。但散射回声来自脏器内部的细小结构，其临床意义十分重要。

3. 折射

由于人体各种组织、脏器中的声速不同，声束在经过这些组织间的大界面时，产生声束前进方向的改变，称为折射。由于折射效应，示波屏上的声像图实际上是一幅多向扭曲的图形。折射可使测量及超声导向两个方面产生误差。

4. 绕射

绕射又名衍射。声束在界面边缘经过，如声束边缘和界面边缘间距达 1～2λ 时，声束可向界面边缘靠近且绕行，即产生声轴的弧形转向，其转向程度一般不大，称为绕射。

5. 相干

为两束声波在同一空间传播时的叠加现象。由于两束声波在频率、相位及振幅上的差别，叠加后可产生另一种新的波形。这种新的波形中常含有新的信息，如相位信息。已有利用相邻声束扫线产生的回声取得相干信息，形成相干图像。

6. 衰减

声束在介质中传播时，因小界面的散射、大界面的反射、声束的扩散以及软组织对超声能量的吸收等，造成了超声的衰减。

（1）衰减公式：

$$A_x = A_0 e^{-a^f x}$$

式中，A_x：距离探头 X 处的声振幅；A_0：探头发散面处的声振幅；e：自然对数之底；α：衰减系数；f：超声频率（MHz）；x：距离探头的某点。

（2）衰减系数：衰减系数 α 由 3 个主要部分组成，即：

$$\alpha = af^1 + bf^2 + cf^4$$

式中，α：介质弹性摩擦吸收系数，与频率的一次方成正比；b：介质黏滞性与热传导的吸收系数，与频率的二次方成正比；c：介质内散射体的瑞利散射吸收系数，与频率的四次方成正比。

此外，尚有其他影响因素。声强（I）与声振幅（A）的平方值成正比，故声强的衰减系数为 2α。由于衰减现象的普遍存在，故需在仪器设计中使用深度增益补偿调节，使声像图深浅均匀。

7. 多普勒效应

当一定频率的超声波由声源发射并在介质中传播时，如遇到与声源做相对运动的界面，则其反射的超声波频率随界面运动的情况而发生改变，称为多普勒效应。

多普勒方程：$f_d = 2f_0 v \cos\theta / c$

式中，f_d：多普勒频移；f_0：发射频率；v：以血流速度；θ：心声束与血流夹角；c：超声波在介质中的传播速度。实际应用中 f_0 即为换能器（探头）频率；c 为超声波在人体软组织中的平均传播速度为 1540m/s。

多普勒频移与声速成正比。为获得最大血流信号，应使声束与血流方向尽可能平行（θ角尽量小）。

利用多普勒效应可测算出有无血流或组织的活动、活动方向及活动速度，多普勒效应也是彩色多普勒超声血流成像的理论基础。

8. 谐振与谐频

谐振即共振。在声束进入微泡区时，声场中压力改变可使气泡受压后体积（径线）变小；受负压后体积（径线）变大。在超声频率与气泡自然共振频率一致时，其体积变化可大至 3 个数量级。在共振情况下，界面散射多种频率。其中，与基频 f_0 成倍数者（$2f_0$，$3f_0$，$4f_0$，……nf_0）包含的声能最大，形成谐频。2 倍谐频能量较其他谐频能量更大，已用作二次谐频成像。

另一种谐频并非来自气泡共振，而来自超声波在传播中的波形畸变。其正压部分的声速略大，而负压部分的声速略小。经一定距离后，使正弦波变成锯齿波。而畸变后的锯齿波如经快速傅里叶分析，则可从基频之外取得谐频超声波。同样可进行谐频成像。

在气泡共振谐频信息中，尚存在低于基频的次谐频波，常为 $2/3f_0$、$1/2f_0$、$1/3f_0$、$1/4f_0$ 等形式。谐频与次谐频成像均属非线性声学范畴。

四、人体组织声像图分型

（1）无反射型：液性组织（如血、尿、积液、胆汁、羊水等）。

（2）少反射型：基本均质的实质性组织（如肝、肾、脾、心肌、瓣膜等）。

（3）多反射型：结构较复杂、致密，排列无一定规律的实质性组织（如乳腺、心外膜、肾包膜、骨骼等）。

（4）全反射型：含气组织（如肺、胃、肠等）。超声检查时使用耦合剂，就是为了防止探头与皮肤之间存在空气，影响探查。

第二节　医学超声诊断原理

一、超声成像基本原理

高频脉冲发生器→换能器（将电能转变为声能）→组织界面（反射）→换能器（将声能转变为电能）→接受放大装置→示波管→显示系统（显示图像）。换能器即为超声检查用的探头。

二、超声生物效应与安全性

（一）超声生物效应

（1）机械效应：超声波是机械波，可产生机械效应。热效应、空化效应与机械效应有关。

（2）热效应：超声入射至人体组织中可产热。在活体动物中，小鼠颅骨用 $I_{SPTA}=1.5mW/cm^2$ 照射 90 秒，温度升高超过 5℃。在 60 例决定做人工流产的胚胎（月经龄 62～67 天）的人流术前，以 $I_{SPTA}=2.5mW/cm^2$ 照射颅顶骨 120 秒，于颅骨板内测得温度平均升高 4.9℃。温度升高≤2℃时，暴露时间长达 50 小时，无任何生物效应出现；但温度升高>4.9℃，常可产生中枢神经系统的发育畸形。

（3）空化效应：超声波为高频变化的压缩与弛张波，其压力与负压力（弛张期）呈周期性改变。在负压作用下可产生空化效应。诊断用超声在动物体内可致空化，产生空泡。超声造影剂注入静脉后，大量微泡即进入血流。微泡在声压作用下可产生共振及猝灭，在微小空间可致局部高温（>1500℃）及高压（>数千大气压）。

（二）超声生物效应的安全性

（1）热指数（thermal index，TI）：指超声实际照射到某声学界面产生的温升与使界面温升 1℃ 的比值，又分为 TI_b、TI_c 及 TI_s 三种。TI_b 为经软组织至骨骼表面处的 TI 比值；TI_c 为经颅骨至脑组织表面处的 TI 比值；TI_s 为经一种软组织至其更深处另一软组织的界面处 TI 比值。通常，TI 值在 1.0 以下认为无致伤性，但对胎儿检查应调至 0.4 以下，对眼球检查应调至 0.2 以下。

（2）机械指数（mechanical index，MI）：机械指数（mechanical index，MI）指超声在弛张期的负压峰值（MPa）与探头中心频率（MHz）的平方根值的比值。通常，MI 值在 1.0 以下认为无害，但对胎儿应调至 0.3 以下；对眼球应调至 0.1 以下；在使用超声造影剂或体内存在其他微泡或气体情况时，MI 应调至 0.1 或更低（0.04）。

三、超声伪像

诊断超声在人体内传播过程中，由于超声的物理特性、人体界面的复杂性、仪器性能（声束旁瓣的大小）、探查技术等因素，可能造成图像失真或称伪像。如超声束与界面的关系（垂直、成角、角度大小），应予以识别，以免误诊。常见的伪像表现如下。

（1）混响伪像：声束扫查体内平滑大界面时，部分能量返回探头表面之后，又从探头的平滑面再次反射第 2 次进入体内。为多次反射的一种。多见于膀胱前壁、胆囊底、大囊肿前壁，可被误诊为壁的增厚、分泌物或肿瘤等。

（2）镜像伪像：镜像伪像亦可名为镜面折返虚像。声束遇到深部的平滑镜面时，反射回声如测及离镜面较接近的靶标后，按入射途径反射折回探头。此时，在声像图上所显示者，为镜面深部与此靶标距离相等、形态相似的图像。镜像伪像必须在大而光滑的界面产生，常见于膈的附近。一个实质性肿瘤或液性占位可在膈的两侧同时显示，较膈浅的病灶为实影，深者为镜像。

（3）声影：声影指在常规深度增益补偿（DGC）正补偿调节后，在组织或病灶后方所显示的回声低弱，甚或接近无回声的平直条状区。声影是声路中较强衰减体所致。高反射系数物体（如气体）、高吸收系数物体（如骨骼、结石）后方具有声影，二者兼具则声影更明显。

（4）高衰减结构：超声能量消耗甚多，其后方回声明显减弱，常见于肌腱、软骨、瘢痕之后，提高仪器增益仍可显示少量回声信号。

（5）后方回声增强：声束向深部传播时不断衰减，为使图像显示均匀，可通过 DGC 系统进行调节。后方回声增强是指在常规调节的 DGC 系统下所发生的图像显示效应，而不是声能量在后壁被其他物理能量所增强的效应。此效应常出现在囊肿、脓肿及无回声区的后壁，但几乎不出现于血管后壁。有些小肿瘤如小肝癌、血管瘤后壁，亦可略见增强。

（6）旁瓣伪像：旁瓣伪像是指第 1 旁瓣成像重叠效应。声源所发射的声束具有一最大的主瓣，一般处于声源中心，其轴线与声源表面垂直，名主瓣。主瓣周围有对称分布的数对小瓣，称旁瓣。旁瓣重叠于主瓣上，形成各种虚线或虚图。旁瓣效应常在检查膀胱、胆囊、膈等结构时发生。表现为膀胱无回声区内的薄纱状弧形带、胆囊无回声区内的斜行细淡光点分布及多条膈线段。

（7）部分容积效应：病灶尺寸小于声束束宽，或虽然大于束宽，但部分处于声束内，则病灶回声与正常组织的回声重叠，产生部分容积效应。多见于小型液性病灶。例如，小型肝囊肿因部分容积效应常可显示内部细小回声（周围肝组织回声重叠效应）。

第二章 心脏及大血管

第一节 正常心脏及大血管的解剖和生理概要

一、解剖概要

(一) 心包

心包是包裹心和出入心的大血管根部的圆锥形纤维浆膜囊,分内、外两层。外层为纤维心包,内层是浆膜心包。纤维心包由坚韧的纤维性结缔组织构成,上方包裹出入心的升主动脉、肺动脉干、上腔静脉和肺静脉的根部,并与这些大血管的外膜相延续;下方与膈中心心腱愈着。浆膜心包,位于心包囊的内层,又分脏、壁两层。壁层衬贴于纤维性心包的内面,与纤维心包紧密相贴。脏层包于心肌的表面,称心外膜。脏、壁两层在出入心的大血管的根部互相移行,两层之间的潜在性腔隙称心包腔,内含少量浆液起润滑作用。在心包腔内,浆膜心包脏、壁两层反折处的间隙,称心包窦。

(二) 心脏和大血管

右心房,壁薄,呈三角形,基底部宽大,其上缘外侧与上腔静脉相连。自上腔静脉入口的前面伸至下腔静脉入口的前面略隆起。右心房后壁为房间隔,与左心房相隔,近房间隔中央有一卵圆窝。

房间隔前缘正对主动脉无冠窦的中点,下缘正在二尖瓣环之上;后缘正对房间沟;上缘与上腔静脉内侧壁相连续;左侧为二尖瓣环;右侧为三尖瓣和中间间隔。

右心室呈三角锥体状,右心室腔分为流入部(右心室的体部或窦部)及流出部(漏斗部)两部分。两者分界线为室上嵴。室上嵴为漏斗部后壁下界隆起的肌束,其上方的空间为右心室腔的流出道,其下方则为右心室腔的流入道。流出道上界为肺动脉瓣口,流入道室腔连于三尖瓣。隔束的下部发出一粗大的肌柱,连于三尖瓣前乳头肌的基底部,称为调节束。右心室前壁下方有一粗大的前乳头肌,后乳头肌位于右心室腔的下方。

室间隔,由膜部室间隔和肌部室间隔组成。膜部室间隔位于主动脉右瓣与后瓣的瓣环交界下方、肌部室间隔的上方、左心室和右心房室之间,一片膜样组织称膜部室间隔。膜部是室间隔缺损的好发部位。肌部室间隔占室间隔的大部分,又可分为窦部、小梁部和漏斗部三部分。

左心房壁较右心房厚得多,心房内壁光滑,后壁有四孔,左、右各二,为肺静脉的入口。左心房的前面有左心耳,基底部较窄,心耳基底部壁较薄。

左心室略呈圆锥形,肌壁为右心室壁厚度的 3 倍。二尖瓣在开放时下垂入左心室内,前叶之后的左心室为流入道。左心室流出道的前外侧壁为肌肉组织,由邻近的室间隔和心室壁组成;后内侧壁为纤维组织,由二尖瓣前叶瓣附属部分和室间隔膜部组成。

主动脉,起自于主动脉瓣环水平,终止于腹主动脉分叉处(大致在肚脐和第 4 腰椎水平)。分为升主动脉、主动脉弓、降主动脉和腹主动脉四部分。升主动脉根部有左、右冠状动脉分出，主动脉弓在胸骨右缘第 2 肋软骨处向后，至第 4 胸椎下缘左侧。

肺主动脉，位于主动脉左前方，根部左侧为左心耳，在主动脉弓下方分为左、右肺动脉。右肺动脉较长，几乎成直角自肺主动脉分出。左肺动脉较短，与肺主动脉成角较大。

上腔静脉，位于心脏右后上方，远段在心包外。左侧为升主动脉。奇静脉位于无名静脉汇入上腔静脉处后面，上腔静脉开口于右心房，入口处无瓣膜。

下腔静脉，开口于右心房下部，前方为膈肌，后方为奇静脉，外侧有胸膜和膈神经，开口处有一瓣膜。

（三）心脏纤维骨架

心脏纤维骨架，指以主动脉瓣环为中心连接 4 个瓣膜及瓣环的纤维三角。4 个瓣环大致在一个平面上，与心脏长轴相垂直。

（四）心肌

心肌，分为心房肌和心室肌。心房肌的浅层沿横径走行，为左右两心房共有，深层各心房固有，分纵行与环行纤维两种。心室肌呈螺旋样走行，可分为四组：①深层球螺旋状肌束，起自膜部，螺旋样走行在左心室内面；②深层窦螺旋状肌束，起自三尖瓣环，环绕左右两室；③浅层球螺旋状肌束，从二尖瓣环起始，顺时针方向抵心尖移行到肌小梁与乳头肌；④浅层窦螺旋状肌束，起自三尖瓣环，顺时针方向抵心尖移行到肌小梁与乳头肌。

（五）心脏瓣膜

心脏通过两侧房室瓣和两大动脉瓣的作用，产生单向前进血流，带动血液循环。位于左心房与左心室之间为二尖瓣；位于右心房与右心室之间为三尖瓣；左心室与主动脉之间为主动脉瓣；右心室与肺动脉之间为肺动脉瓣。

1. 二尖瓣

二尖瓣位于左心房与左心室之间。其结构由二尖瓣瓣叶、腱索、乳头肌与二尖瓣环组成。

（1）瓣叶：为弹性柔软的膜状组织，基底附着于二尖瓣环。瓣膜分为两个瓣叶，靠近心室间隔的瓣叶大，称大瓣或前瓣；位于后侧的瓣叶较小，称小瓣或后瓣。

（2）腱索：前瓣与后瓣粗糙部的边缘及后瓣基底的心室面均有腱索附着，其另一端附着于乳头肌。少数直接附着于室壁肌。

（3）瓣环：二尖瓣环的内前 1/3 为左、右纤维三角，前瓣基底部即附着于此处，此处与主动脉左冠瓣后半部和无冠瓣有纤维连接。其余 2/3 围绕二尖瓣环呈马蹄形，有后叶基底部附着。

（4）瓣口：正常成年人的二尖瓣口面积为 $4\sim6cm^2$。

2. 三尖瓣

三尖瓣位于右心房与右心室之间。其结构由三尖瓣环、瓣叶、腱索与乳头肌组成。

（1）瓣环：略呈三角形，为心脏纤维支架的组成部分及三尖瓣瓣叶基底部附着处。三尖瓣环与二尖瓣环不在同一平面上。三瓣叶附着不在同一平面上，后瓣与隔瓣的后半部接近于同一平面上，前瓣及隔瓣前交界附着处（相当于室间隔部中点）高出于后瓣与隔瓣后半部附着处 15mm。

（2）瓣叶：共三个瓣叶，即前瓣、后瓣和隔瓣。前瓣最大，为三尖瓣功能的主要部分；后瓣，也称边缘瓣、背瓣或下瓣，位于前、后瓣与后、隔瓣交界之间，瓣叶最小；隔瓣，也称内瓣，位于后、隔交界与前、隔交界之间，部分基底附着于右心室后壁，大部分附着于室间隔右心室面。

（3）腱索：可直接起源于乳头肌，也可直接起源于右心室壁或间壁。附着于瓣叶的腱索称真腱索，附着在其他部位则称假腱索。

（4）乳头肌：①前乳头肌：附着于右心室前壁的下半部，为三尖瓣最大的乳头肌。室间隔有许多大肌束与此相连，其中较粗的肌束称调节束，连接于前乳头肌与室上嵴之间，其腱索主要连接三尖瓣前叶。②后乳头肌：较小，单个或成双存在，其腱索主要附着于后瓣。③圆锥乳头肌：位于室上嵴下缘，其腱索分布于隔瓣与前瓣的交界附近。

3．主动脉瓣

主动脉瓣包括瓣叶、瓣环、主动脉窦、升主动脉根部与主动脉瓣下组织。

（1）瓣叶：主动脉瓣为 3 个半月状瓣叶组成。基底部附着于弧形弯曲的瓣环上，瓣叶与其相应的主动脉壁构成向上开口的袋状结构为主动脉窦。3 个瓣叶大小相等、位置等高。

（2）瓣环：主动脉瓣叶基底附着于主动脉壁上的纤维索带称主动脉瓣环。它由 3 个弧形环连接而成。

（3）主动脉窦：与主动脉瓣叶相对应的主动脉管腔，向外呈壶腹样膨出，形成向上开口的袋状腔，称主动脉窦。根据主动脉窦有无冠状动脉开口，分右冠状动脉窦（简称右冠窦）、左冠状动脉窦（简称左冠窦）与无冠状动脉窦（简称无冠窦）或后窦。左、右窦的上方有冠状动脉开口。

（4）主动脉瓣下组织：二尖瓣前瓣直接与主动脉瓣相连续，通常主动脉的左瓣叶后部与后瓣叶的瓣环下方为致密的纤维组织，向下延伸为二尖瓣前瓣，共同构成左心室流入道与流出道之间的交界。

4．肺动脉瓣

由左瓣、右瓣与前瓣 3 个半月瓣组成。瓣叶与瓣环均较薄弱。瓣环与右心室漏斗部心肌相连。左瓣叶与漏斗部的隔束相延续，右瓣叶与漏斗部壁束相延续。左、右瓣叶的内 1/2 与主动脉壁相贴近。

二、生理概要

（1）心动周期：心动周期是指心脏的一个活动周期，由心脏的一次收缩和舒张动作构成。由于心脏由心房和心室组成，故在一个心动周期中，心脏的一次收缩和舒张活动可以看成是心房和心室各自的收缩舒张活动的有机结合，于是有了心房和心室机械活动的收缩期和舒张期。通常情况下，用心室的活动周期来代表心动周期。

（2）心脏泵功能：心脏是人体血液循环的动力装置，是一个由心肌组织构成的具有瓣膜结构的空腔器官。心脏的泵功能是通过心肌收缩实现的，而心肌收缩又是通过兴奋—收缩耦联机制实现的。因此，心肌细胞与骨骼肌细胞有着不同的特点：①心肌细胞的收缩依赖细胞外的 Ca^{2+}；②心肌呈"全或无"的收缩方式。

（3）正常心内压：中心静脉压，正常值为 5～10cmH_2O，一般代表右心室或者腔静脉胸腔段内的压力变化。对其连续测定、动态观察，在临床实践中可以准确反映右心前负荷的情况。

（4）心脏自身血液供应：心脏自身血液供应即心脏的冠状动脉循环，来自心脏的左、右冠状动脉。左、右冠状动脉及其分支的走向可有多种变异。但在多数人中，左冠状动脉主要供应左心室的前部，右冠状动脉主要供应左心室的后部和右心室。正常人安静状态下，冠状动脉血流量为600～800mL/（kg·min）。冠状动脉血流量最重要的影响因素是动脉舒张压的高低和心舒期的长短。

第二节　超声检查技术

一、二维超声心动图检查方法

（一）二维超声心动图图像标识方法及命名

扇形扫查仪的探头上方有一识别方向的标志。该标志所指方向显示在荧光屏的右侧（以检查者的左、右侧为准）。以被检查者解剖学方位而定切面方位。切面用长轴、短轴、四腔心分别命名。长轴图像为超声束平面垂直于胸廓的胸、背侧，扫描方向与心脏的长轴平行；短轴图像为超声束平面垂直于胸廓的胸、背侧，但扫描方向垂直于心脏的长轴；四腔图像为超声束平面扫查心脏时与胸廓的胸、背面平行。

（二）检查方法与正常切面

1．仪器条件

成人检查用 2.5 MHz 或 3.0MHz 的中心频率，婴幼儿可用 5.0MHz。

2．检查方法

分五个检查区：胸骨左缘区、心尖区、剑突下（肋下）区、胸骨上区、胸骨右缘区。胸骨左缘区、心尖区是常规检查部位，剑突下及胸骨上区根据需要而检查，胸骨右缘区检查较少。

（1）胸骨左缘区

1）胸骨旁左心室长轴切面

检查方法：嘱患者左侧 30°卧位，探头置胸骨左缘第 3、4 肋间，距胸骨 1～3cm 处。超声束近似垂直向后扫查，扇面与患者右肩到左腰的连线相平行。

观察内容：主动脉、心腔、室间隔和瓣膜的结构和活动情况，是左侧心腔测量的标准切面之一。

2）胸骨旁主动脉根部短轴切面

检查方法：嘱患者左侧 30°卧位，探头上移至第 3 肋间紧贴胸骨缘向右上方倾斜。

观察内容：主动脉及主动脉瓣、肺动脉及肺动脉瓣、右心室流出道和三尖瓣等的病变。

3）胸骨旁肺动脉长轴切面

检查方法：嘱患者左侧 30°卧位，探头在第 3 肋间（少数人上移至第 2 肋间）。

观察内容：肺动脉、肺动脉分叉的病变，动脉导管未闭也常在此显示。

4）胸骨旁左心室短轴切面

①二尖瓣口水平短轴切面

检查方法：嘱患者左侧 30°卧位，探头置于左侧第 4 肋间，距胸骨稍远处，探头方向垂直向后，可以显示二尖瓣口水平处的左心室短轴切面。

观察内容：二尖瓣口的左右径和前后径大小、室间隔与左心室后壁活动及二尖瓣口形态等。

②左心室乳头肌短轴切面

检查方法：嘱患者左侧 30°卧位，探头位置同上，但向左下方倾斜程度减小，如探头位于心脏搏动处，则向上稍向内倾斜。

观察内容：左心室壁及乳头肌的病变和测量心腔面积。

③左心室心尖短轴切面

检查方法：嘱患者左侧 30°卧位，探头置于患者胸壁上扪及心尖冲动处，或探头从扫查左心室长轴切面的位置下移一个肋间，通常第 4 肋间，探头方向朝向左下方。

观察内容：左心室近心尖部的病变，如心尖室壁瘤、血栓等。

5）胸骨旁四腔切面

检查方法：嘱患者左侧 30°卧位，探头置于胸骨旁左缘第 4 或第 5 肋间，扫查方向与左心室长轴切面近似垂直，声束指向右后上方与胸壁方向近似平行。

观察内容：4 个心腔、房室瓣、房间隔以及室间隔的病变。

（2）心尖区

①心尖四腔心切面

检查方法：嘱患者左侧 30°～45°卧位，探头置于左心室心尖冲动点稍内侧，超声扫查平面平行于胸廓的胸、背部，探头方向指向右肩。

观察内容：主要显示心脏的 4 个心腔、左右心房室瓣、房间隔、室间隔、肺静脉等结构。

②心尖五腔心切面

检查方法：嘱患者左侧 30°～45°卧位，探头位置同上，略向前倾斜。

观察内容：主动脉根部及主动脉瓣、左心室流出道、房室瓣、房室心腔、室间隔等的病变。

（3）剑突下（肋下）

①剑突下四腔心切面

检查方法：嘱患者平卧检查，探头置于剑突下，超声束平面从矢状扫查方向顺时针转动 90°，成为与胸廓的胸、背面平行的扫查方向，探头方向倾斜向上指向左肩。

观察内容：房间隔、四个心腔、房室瓣、室间隔病变。心包积液时，在此切面易于判断。

②剑突下心房两腔长轴切面

检查方法：嘱患者平卧检查，探头位置与剑突下四腔心图相同，顺时针方向转动探头，至心室部分的图像消失，只显示心房及房间隔。

观察内容：左心房、右心房、房间隔和上、下腔静脉等结构，是观察房间隔病变以及与腔静脉关系的重要切面。

（4）胸骨上区

①胸骨上主动脉弓长轴切面

检查方法：嘱患者平卧位，头部后仰检查，探头置于胸骨上窝或右锁骨上窝处，超声束向下投射，扫查平面与主动脉弓的走向平行，即超声束平面介于冠状面与矢状面之间。

观察内容：升主动脉、主动脉弓及降主动脉起始部的病变。

②胸骨上降主动脉长轴切面

检查方法：嘱患者平卧位，头部后仰检查，探头从胸骨上区主动脉短轴图的位置向后倾斜，可显示降主动脉的上段及主动脉弓的一部分。

观察内容：降主动脉的病变。

二、M 型超声心动图检查方法

（一）M 型超声心动图检查方法

1. 体位及仪器调节方法

用二维实时超声仪进行 M 型超声检查时，体位及扫查方法同二维超声心动图检查。扫描速度用 50mm/s，必要时用 100mm/s。根据需要在二维切面上取样，显示 M 形曲线，可供测量该结构的运动幅度与速度。

2. 重要瓣膜图形及形成机制

（1）二尖瓣（图 2-1）：二尖瓣前瓣在 M 型超声心动图上的位置，为距胸壁 5～7cm，呈 M 形曲线形状。曲线上各个点均有统一命名。

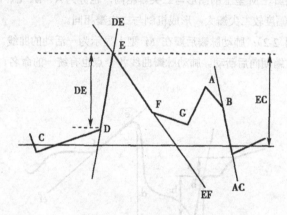

图 2-1　M 型二尖瓣前叶曲线示意图

收缩期瓣膜向后运动，舒张期向前运动，在舒张期有两次开放，形成两个峰，分别命名为 E 峰与 A 峰。E 峰为二尖瓣曲线距胸壁最近点，收缩期开始为 C 点是最远点。

1）A 峰：A 峰是由于心房收缩引起。

B 点：心房收缩后，心房压力下降，左心室压力大于左心房，由于左心房、室压差的关系，二尖瓣前叶又恢复半关闭状态，即向后运动，出现 B 点，B 点与 F 点在同一水平。

C 点：相当于心电图的 R 波后，与第一心音中的第三部分（二尖瓣关闭）同步，心房收缩后，心室收缩，左心室压急剧升高，左心房压下降，二尖瓣前叶迅速向后运动达最低点即 C 点，C 点标志着二尖瓣关闭。

BC 段：左心室收缩，二尖瓣关闭所致。也有认为 BC 段可相当于等容收缩期。

CD 段：大部分处于心室收缩期，在收缩期二尖瓣处于关闭状态，形成 CD 段。在其终末部分时，二尖瓣仍处于关闭状态，而左心室已进入等容舒张期。

D 点：D 点为二尖瓣开放点，等容舒张期的终点，第二心音第一部分在 D 点前 0.03～0.05 秒，心电图 T 波在 D 点之前。

13

DE 段：相当于二尖瓣开放，代表左心室快速充盈期，此时左心室压低于左心房压，左心房血液迅速推开二尖瓣灌注入左心室，由于左心房、室压差大及血流大量涌进左心室，故二尖瓣开放运动速度很快，形成快速向前活动的 DE 段（DE 斜率快）。

2）E 峰：为二尖瓣前叶最大开放的位置，出现在第二心音后 0.13 秒，与心音图的开瓣音同步。

EF 段：EF 段的形成，是由于左心室快速充盈，左心室压随之上升，左心房压下降，房室压差使二尖瓣前瓣产生向后呈半关闭状态，也由于左心室充盈的血流从瓣叶背面（心室面）推动瓣叶向左心房方向（向后）漂浮运动。

DE 段、E 峰及 EF 段，共同构成舒张期的快速充盈期。

F 点：出现在 P 波前，为舒张中期二尖瓣前叶活动的最低点，此时房室压差很小，所以二尖瓣呈现半闭合状态。F 点或 G 点以后，为舒张期的心房收缩期，因心房收缩，压力上升，使瓣膜再次向前开放运动，形成 FA 段或 GA 段，A 峰如前所述，是二尖瓣前活动的第二个峰。

（2）三尖瓣：三尖瓣在 M 型上的图形与二尖瓣相同，也分为 A、B、C、D、E、F 各点及 AC、DE、EF 各段，但运动幅度较二尖瓣大，形成机制与二尖瓣相同。

（3）肺动脉瓣（图 2-2）：肺动脉瓣后瓣在 M 型上显示为一活动的曲线。从荧光屏上观察，舒张期曲线向前运动，收缩期向后活动。肺动脉瓣曲线各个点也有统一的命名。

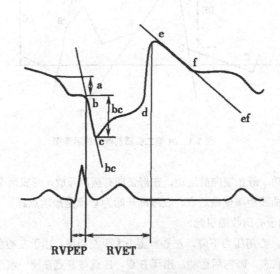

图 2-2　肺动脉瓣曲线示意图

a 波：在心电图 P 波之后，反映右心房收缩对肺动脉瓣活动的影响，吸气时可加深。

b 点：a 波的终点，是右心室射血开始点，从 b 点开始，瓣叶出现快速开放运动。

bc 段：反映了在收缩期开始时，瓣叶在右心室压力的推进下，向肺动脉腔快速开放运动。

cd 段：瓣膜处于开放状态，瓣叶有轻度的向前运动。

de 段：收缩末期，瓣叶快速关闭运动，到 e 点时，瓣膜完全关闭。

b 点～e 点：右心室射血时间，从心电图 QRS 波起点到 b 点，为右心室射血前期时间。

e 点：是舒张期开始点，瓣叶逐渐向后运动到达 f 点。

ef 段：代表肺动脉的脉动运动对肺动脉瓣的影响。f 点后，有时呈一平直曲线，然后轻微向后运动形成 a 波，或从 f 点向后直接形成 a 波。

（4）主动脉瓣：主动脉瓣的 M 型运动曲线为一六边形盒样曲线。收缩期瓣口开放，故两线分开且相互平行。舒张期瓣口关闭，两线合并。其中前线代表右冠状动脉瓣，后线代表无冠状动脉瓣。

（二）心血管各结构的测量方法及正常值

1. 测量方法

（1）运动速度的测量：测量该曲线段的斜率，即为其运动速度，如二尖瓣前叶 EF 段的斜率，即为 EF 段幅度除以 EF 段时间。

（2）运动幅度的测量：测两点之间的垂直幅度。

（3）心腔或大血管内径的测量：①测量时相的确定：舒张末期，以心电图 R 波顶点为舒张末期的标准，在此处进行测量；收缩末期，以心电图 T 波终末为标准，在此处进行测量。②大血管、房室内径及室壁厚径的测量方法：从被测量结构一侧的前缘测至另一侧回声的前缘。

2. 正常值

（1）二尖瓣前叶：EF 速度（斜率）7～19cm/s；DE 幅度 17～28mm；A/E 峰比值 0.5～0.7。

（2）主动脉及主动脉瓣：①主动脉壁，收缩运动幅度 10mm；②主动脉瓣，瓣叶开放距离 16～26mm。

（3）肺动脉瓣：a 波深度 2～6mm。be 幅度 12～15mm。

（4）室间隔：舒张末期厚径 7～11mm。收缩运动幅度 5～11mm。

（5）左心室内径及左心室后壁：①左心室内径（收缩/舒张）：前后径27.2～32.7mm/40.0～50.6mm；左右径 28.3～33.5mm/41.4～52.8mm；上下径 0～62.8mm/63.6～78.8mm。②左心室后壁：舒张末期厚径 7～11mm。

收缩运动幅度：男性为 13.3～14.0mm；女性为 11.9～12.5mm。

（6）右心室内径及右心室前壁：①右心室内径：前后径 16.0～21.7mm；左右径26.0～32.8mm；上下径 50.6～65.5mm。②右心室前壁厚径：4～5mm。

三、超声多普勒检查方法

（一）频谱多普勒超声心动图

1. 概述

（1）频谱多普勒超声心动图可提供有关心脏血流特征的信息。这些多普勒血流频谱可以得到以下信息：①通过取样容积（脉冲波多普勒，PW）或沿整个取样线（连续波多普勒，CW）途径上的血流速度；②心动周期中血流变化的时相；③与探头相对应的血流方向。

（2）注意事项：为了理解正常血流频谱是如何产生的，必须了解在不同的探头位置和取样部位通过心脏的血流方向。探头在不同的位置探测同一部位的血流可产生不同的频谱图像。现在使用的彩色超声仪，均具有二维切面、脉冲、连续和彩色血流成像功能。一般在二维切面或彩色血流引导下行频谱多普勒取样，能显示"最佳"多普勒血流频谱的切面和血流信号。

2. 主要瓣口血流频谱测量指标

（1）二尖瓣口血流频谱测量指标：舒张早期最大血流速度；舒张晚期最大血流速度；血流速度积分；舒张早期加速度；舒张早期减速度；舒张早期与舒张晚期最大血流速度之比；加速度时间；减速度时间。

（2）主动脉瓣口血流频谱测量指标：最大血流速度，加速度，减速度，血流速度积分。

3. 各瓣口及大血管内的血流频谱特征

各瓣口及大血管内的血流频谱特征详见（表 2-1）。

表 2-1　各瓣口及大血管内的血流频谱特征

部位	切面	取样部位	频谱特征及时相	正常参考值/（m·s-1）
二尖瓣口	心尖四腔心	二尖瓣瓣尖	舒张期窄带双峰形	（0.60～1.30）
			（正向）	平均 0.90
三尖瓣口	心尖四腔心	三尖瓣瓣尖	舒张期窄带双峰形	（0.30～0.70）
			（正向）	平均 0.50
肺动脉瓣口	胸骨旁大，血管短轴	肺动脉瓣上	收缩期窄带单峰形	（0.50～1.00）
			（负向）	平均 0.75
主动脉瓣口	心尖五腔心	主动脉瓣上	收缩期窄带单峰形	（0.90～1.70）
			（负向）	平均 1.35
左心室流出道（LYOT）	心尖五腔心	主动脉瓣下 LVOT 内	收缩期窄带单峰形	（0.70～1.10）
			（负向）	平均 0.90
右心室流出道（RVOT）	胸骨旁大，血管短轴	肺动脉瓣下，RVOT 内	窄带单峰呈匕首状	（0.60～0.90）
			（负向）	平均 0.75
下腔静脉	剑突下下腔静脉，长轴	下腔静脉向右心房，入口处管腔内	收缩期和舒张期，呈窄带双峰形	（0.28～0.80）
				平均 0.51

（二）彩色多普勒血流成像

正常人各心腔及大血管的彩色血流是均匀的，并不完全充满心腔，各瓣口上下显示的血流充盈较满。

1. 二尖瓣口血流

（1）探查切面：取心尖四腔心或左心室二腔心切面、胸骨旁左心室长轴。

（2）血流特征：①舒张早期：二尖瓣开放，可见一宽阔明亮的红色带状血流充满左心室流入道，中央有鲜亮区。瓣两侧见蓝色较暗血流是瓣口血流产生旋涡所致。②舒张中期：二尖瓣处于半关闭状态，瓣口血流减少、颜色变暗。③心房收缩期（舒张晚期）：二尖瓣口再度开放，红色血流由暗再度变亮，但强度不如舒张早期。④收缩期：二尖瓣关闭，左心室流入道及瓣口左心房侧无血流信号。

2. 三尖瓣口血流

（1）探查切面：取心尖四腔心、胸骨旁四腔心及右心室流入道切面等。

（2）血流特征。①舒张早期：随着三尖瓣开放，可见一条宽阔明亮的红色带状血流充满瓣口和右心室流入道，中央区较鲜亮。②舒张中期：由于三尖瓣处于半关闭状态，血流变暗变小。③心房收缩期：三尖瓣口血流再度增多，颜色变亮。④收缩期：三尖瓣口关闭，流入道及瓣口右心房面无血流显示。

3.主动脉瓣口血流

（1）探查切面：取心尖五腔心或心尖位左心室长轴切面。

（2）血流特征。①收缩早期：随着主动脉瓣开放，可见一股宽大的带状蓝色血流充满左心室流出道、主动脉瓣口；中央可夹有鲜亮的少量彩色血流；瓣口远端升主动脉内血流信号较弱。②收缩中期：血流充盈减少，颜色变淡，说明流速减慢。③收缩晚期：基本不显示血流色彩。④舒张期：主动脉瓣关闭，左心室流出道、主动脉瓣口及主动脉内无血流信号。

4.肺动脉瓣口血流

（1）探查切面：左侧卧位取胸骨左缘大血管短轴切面及右心室流出道肺动脉长轴切面。

（2）血流特征。①收缩早期：随着肺动脉瓣的开放，可见宽阔的带状蓝色血流充满右心室流出道和肺动脉，主干内可见该带状回声中央色彩较鲜亮，周边较暗。②收缩中、晚期：可见血流色彩变暗消失。③舒张期：由于肺动脉瓣关闭，右心室流出道内及肺动脉内无血流信号。

5.升主动脉及降主动脉血流

（1）探查切面：嘱患者头后仰位，肩部垫高，取胸骨上窝主动脉弓长轴切面。

（2）血流特征。①收缩期升主动脉血流朝向探头，可见宽阔的红色带状血流充盈升主动脉及近端主动脉弓；舒张期无血流信号。随二维图像质量不同，彩色血流及充满情况亦不同。②主动脉弓近中央部由于血流和探头垂直无血流信号，故在收缩期出现红色和蓝色血流分割线。③降主动脉及其近端两条分支显示清晰时，可见收缩期蓝色血流充盈降主动脉，越远端色彩越暗直至消失。

6.彩色多普勒血流成像的影响因素

（1）患者因素：对过度肥胖者、肺气肿者或其他因素致二维图像不清晰时，彩色多普勒血流信号也不清晰，会出现散乱的色彩暗淡的血流。

（2）深度调节问题：随着被检结构部位的加深，声波衰减，彩色血流也衰减，图像及血流均不清晰，越远越差。如在剑突下四腔心观察血流情况，效果并不理想。故应尽量调节好深度，以中场或中远场以内效果最佳。

（3）二维图像衰减：目前中、低档仪器都存在显示彩色多普勒时，原二维图像声衰减、图像质量变差的现象。一般先观察二维结构，必要时辅以彩色多普勒。

（4）多彩血流的混淆：动脉导管未闭和肺动脉瓣狭窄时，主肺动脉内出现彩色镶嵌血流。此时，是单纯肺动脉狭窄还是合并一小的动脉导管，较难鉴别。故应借助于频谱多普勒观察血流频谱的时相，双向还是单向等进行鉴别。

（5）心内复杂畸形：尤其右向左分流时，彩色多普勒只起到辅助作用，应主要依靠二维图像识别心内形态学改变。

7.彩色多普勒成像的优点和局限性

（1）优点：①彩色多普勒血流成像可观察整幅切面上各处血流的分布状态，直观、省时间。可短时间内捕捉到异常血流，大大提高了工作效率。尤其对极小室间隔缺损，当各房室腔无明显变化时，单纯二维超声易漏诊。还可检出多发的房、室间隔缺损及分流情况。②彩色多普勒血流成像对判定各瓣口的反流和房室间隔的分流有绝对优势，不仅可以定性，而且可以确定反流范围及程度。对于多数心脏病，它已代替有创性心血管造影技术。

（2）局限性：①右向左分流的敏感性较差，不及声学造影法。②分流和反流只能提供半定量，无法精确定量流量等血流参数，亦不能计算心输出量及心功能指标。

第三节　心脏功能测定

在许多心血管系统疾病中，心脏功能的变化是决定患者预后及某些治疗方案选择的重要因素。超声心动图能反映心脏的结构状态、心腔大小、心肌的运动幅度、方向及速率等。超声多普勒可检测心血管内的血流方向、性质及速度。多普勒与超声心动图联合应用可较全面地定量估测或定性分析心脏的功能状态，成为临床广泛应用的无创检查技术之一。

一、左心室功能测定

（一）左心室收缩功能

1. 局部左心室收缩功能

在冠心病患者中，左心室局部收缩功能的测量对于估测缺血范围、治疗效果和远期预后具有十分重要的意义。常用的指标有：局部室壁运动幅度及增厚率、室壁运动计分指数（wall motion score index，WMSI）、局部射血分数、组织速度成像、组织追踪成像、应变、应变率等。

（1）M 型超声心动图

1）局部室壁运动幅度及速率

a.室间隔、左心室后壁运动幅度（IVSE、PWE），是室间隔（IVS）在心室面和 PW 心内膜舒张末期（Ed）位置至 IVS 和 PW 收缩末期（ES）最大幅度之垂直距离。

b.室间隔和左心室后壁增厚率（ΔIVST%，ΔT%）

$$\Delta IVST\% = \frac{STs - ST_d}{ST_d} \times 100\%$$

$$\Delta T\% = \frac{PWTs - PWT_d}{PWT_d} \times 100\%$$

式中，ST：室间隔厚度；PWT：左心室后壁厚度。

c.室壁收缩速度（Vs）。

2）收缩时间间期（STI）：①射血前期（PEP）：ECG 的 Q 波至 M 型超声心动图主动脉开放时间；ECG 的 Q 波至 Doppler 主动脉血流频谱起点，正常值：95.7ms±11.4ms。②射血期（LVET）：M 型主动脉瓣开放点至主动脉关闭点间期；Doppler 主动脉血流频谱起始点至终点，正常值：260～360ms。③PEP/LVET：正常值：0.35±0.04。④等容收缩时间（ICT）：M 超：同步记录主动脉曲线，测从二尖瓣关闭至主动脉瓣开放的时间；ECG：R 波至主动脉 Doppler 频谱始点间距减去 ECG

的 R 波至二尖瓣 Doppler 频谱止点间距，正常值：34ms±11.9ms。

（2）二维超声心动图：①目测评定室壁运动：正常运动、运动减弱、无运动、矛盾运动、运动增强。②人工或计算机分析计算 RLVF 的方法：人工或计算机软件系统快速描绘出 2DE 图像的左心室心内膜轮廓，从圆心到心外膜各点画一系列半径，每两条相邻半径与心外膜之间分为多个扇形，分别测量舒张末期和收缩末期左心室半轴长（ΔH）、局部周长（ΔP）及扇形面积（ΔA，ΔAWTh），并根据公式计算其差值的变化可定量评价 RIVF。③心内膜运动与时向的 CK 技术：彩色室壁运动显像（color kinesis，CK）技术跟踪血液与心肌组织的界面即心内膜边界，然后将运动的心内膜边界用彩色标出，清楚地、逐帧地、实时地显示出心脏收缩或舒张期的室壁运动的各个顺序阶段。

CK 图像可以更高效地评价室壁运动的程度与时间。

2. 整体左心室收缩功能

整体左心室收缩功能是反映心脏血流动力学变化的主要指标，以心脏机械工作的最终效果—心输出量、射血分数和心搏量评价整体收缩功能。心搏量、射血分数是通过计算心室舒张末期容积与收缩末期容积的变化差值由公式换算获得的。因此，准确地测定左心室容积对于评价左心室功能非常重要。

（1）左心室容量（V）测定

1）M 型超声心动图

①椭圆体法

$$V=\frac{4}{3}\pi\left(\frac{L}{2}\right)\left(\frac{D_1}{2}\right)\left(\frac{D_2}{2}\right)=\frac{4}{3}\pi\left(\frac{2D}{2}\right)\left(\frac{D}{2}\right)\left(\frac{D}{2}\right)=\frac{\pi}{3}D^3=1.047D^3$$

式中，V：容量；D：左心室短轴径；L：左心室长轴径。

②立体法

$$V=D^3$$

式中，D：左心室径（前后径或横径）。

2）二维超声心动图

①单平面法

a.面积长度法

$$V=8A^2/\left(3\pi L\right)\approx0.85A^2/L$$

b.椭圆公式法

$$V=\left(\pi/6\right)L\cdot D^2$$

②双平面法

a.圆柱-圆锥体法

$$V=AmL/2+Am/3\cdot\left(L/2\right)=2/3Am\cdot L$$

式中，Am：二尖瓣水平短轴左心室面积。

b.圆柱-半椭圆体法

$$V=AmL/2+2/3\left(Am\right)L/2=5/6Am\cdot L$$

③立体法

$$V=D_1 \times D_2 \times D_3$$

式中，D_1：左心室前后径；D_2：左心室横径；D_3：左心室长径。

④Simpson 法：依 Simpson 法则，规则或不规则的大容积均可分解为一系列简单形式的小容积，这些小容量的总和即为大容积容量。用二维超声心动图进行 Simpson 法测定时，沿其切面的公共长轴，将左心室分成一系列均匀片段，每片段大致相近于椭圆圆柱体，而其高度（H）等于心室长径除以片段数，则其计算公式如下：

$$V=（A_1+A_2+A_3）H+（A_4H/2）+（\pi/6）H^3$$

式中，A_1：二尖瓣水平面积；A_2：高位乳头肌水平面积；A_3：低位乳头肌水平面积；A_4：心尖部面积；H：等于 L/4，L 为心尖四腔心切面的左心室长径。

$$SV=V_D-V_S$$

式中，SV：心搏量；V_D：舒张期容积；V_S：收缩期容积。

$$CO=SV \times HR$$

式中，CO：心输出量；HR：心率。

$$CI=CO/体表面积$$

式中，CI：心脏指数。

3）多普勒超声心动图法：多普勒超声心动图测定左心室功能的方法，是根据流体力学方程和血流频谱分析计算主动脉流量。

①心输出量

计算心搏量（SV）：$SV=A \times VTI$

测量升主动脉内径（D），求出横截面积（A）或输入仪器分析系统。

$$A=（\pi/4）\times D^2$$

连续测量 5 个主动脉环水平收缩期频谱曲线的速度时间积分（VTI）取平均值。

计算心输出量（CO）：$CO=SV \times HR$

②心内压

右心房压测定：轻度三尖瓣反流，右心房大小正常，右心房平均压为 5mmHg；中度三尖瓣反流，右心房轻度扩大，右心房平均压为 10mmHg；重度三尖瓣反流，右心房明显扩大，右心房平均压为 15mmHg。

右心室收缩压测定：对于三尖瓣反流患者，先测三尖瓣反流最大速度（V），并根据上述方法估测右心房平均压。

$$右心室收缩压=4V^2+右心房平均压$$

肺动脉收缩压测定：在无右心室流出道狭窄时，右心室收缩压等于肺动脉收缩压。当合并右心室流出道狭窄时：

$$肺动脉收缩压=右心室收缩压-狭窄压差=主动脉收缩压-分流压差$$

4）声学定量（acoustic quantification，AQ）技术：声学定量技术具有自动边界检出功能，智能超声定量技术可快速计算和显示多种心功能参数。

（2）左心室重量计算（measurement of left ventricular mass，LVM）：根据 M 型超声心动图：

$$LVM=0.80\times1.04\left[(LVDd+PWT+IVST)^3-(LVDd)^3\right]+0.6$$

式中，LVDd：左心室内径；PWT：左心室后壁厚度；IVST：室间隔厚度。

条件：左心室近似椭圆形，长径等于短轴径 2 倍。

（二）左心室舒张功能

1. 局部左心室舒张功能

舒张期不均质性心内膜运动可发生在左心室壁某一角度，这一病理生理变化为 CK 技术检测局部左心室舒张功能奠定了基础。将正常人局部时间曲线平均，即每一个节段心内膜舒张期运动以平均数±标准差表示。作为参考图形，可客观判断局部舒张功能减低。正常情况下，心内膜运动是均匀和相对一致的。均一的局部左心室充盈时间曲线证实了这一结论；左心室肥厚患者舒张期局部心内膜运动不同步，表现为异常节段充盈曲线下沉。

（1）局部舒张功能异常的 CK 特点：①曲线显示节段舒张运动不一致；②节段平均充盈时间延长；③异常节段充盈曲线下沉。

（2）CK 的临床应用：①检测节段性室壁舒张运动异常；②负荷试验。

2. 整体左心室舒张功能

（1）M 型超声心动图：①二尖瓣前叶舒张早期后退速度（EF 斜率）：7～19cm/s；②左心室后壁舒张速度：正常时室壁舒张速度大于收缩速度；③二尖瓣前叶 E 峰与室间隔左心室面的距离：正常 0～5mm。

（2）脉冲多普勒超声心动图：①舒张早期最大血流速度（E）：正常值平均73cm/s；②舒张晚期最大血流速度（A）：正常值平均 40cm/s；③舒张早期与舒张晚期最大血流速度之比（E/A）：正常值＞1；④舒张早期减速度（DC）：正常值平均310cm/s；⑤充盈分数：0.33 充盈分数；0.50 充盈分数。

（3）AQ 技术：AQ 技术是一项发展迅速的心脏功能定量检测方法。智能 AQ（AQi）在原有超声定量技术的基础上加入许多实用性强的项目，包括心搏选择标准，心搏波形平均技术及快速产生的感兴趣区。可用含信息量较大的容积曲线资料，计算更多的心功能参数。

（4）组织多普勒成像法。

（5）CK 技术定量评价整体左心室舒张功能：从 CK 图像中颜色的变化可目测或通过定量分析评价整体左心室舒张功能。

二、右心室功能测定

（一）右心室收缩功能

1. 局部右心室收缩功能

采用以左心室腱索、高位乳头肌及低位乳头肌为解剖标志的右心室短轴切面，分别称为腱索切面、高位及低位乳头肌切面。将右心室拟为半圆，以前、后交界连线的中点为圆心，以后交界开始每30℃为一节段，将每个切面分为 6 个节段，从后交界按序称为 1～6 区，分别计算各节段的收缩功能。

2. 整体右心室收缩功能

（1）右心室心肌收缩性能

M 型超声心动图。①室壁运动及增厚率：右心室前壁运动幅度，即右心室前壁心内膜收缩期向后移动的距离。测量方法和切面水平与测左心室壁运动可在同一扫描区。正常值与左心室后壁收缩幅度相近，因右心室前壁超声图像清晰度不能保证，故此指标未普及应用。近来小探头、高分辨率超声仪器的出现，右心室前壁显示明显改进。尤其对心肌梗死的患者，观测右心室局部室壁运动异常越来越受到临床重视。②收缩时间间期：右心室射血前期（PEP），正常值：90.23ms±11.2ms；RPEP/LVET 比上述单纯指标敏感，正常值：0.28±0.06。

二维超声心动图：右心室的复杂形态及位置使其在多数切面中均不能清晰显示，仅心尖四腔心可用。对心尖部四腔心的右心室壁可进行心内膜追踪及分区计算分析。

多普勒超声心动图。①肺动脉收缩期血流最大速度：正常值：成人 0.6~0.9m/s；儿童 0.7~1.1m/s。②肺动脉平均血流加速度：从肺动脉血流频谱起点至最高峰的时间除肺动脉血流最大速度，肺动脉血流加速度明显低于主动脉，正常值：2.70~5.15m/s。

（2）右心室容量。①M 型超声心动图：不能精确地反映复杂形态的右心室排血量，亦未有合适的一维计算公式。②二维超声心动图：把右心室看作底呈三角形的棱锥体，其长径是从心底至心尖的右心室长轴，则其容量公式：V＝底面积×1/3 高度。

（二）右心室舒张功能

1. M 型超声心动图

（1）三尖瓣 EF 值（三尖瓣舒张早期关闭速度）。

（2）三尖瓣 AC 值（三尖瓣舒张晚期关闭速度）：此方法受一定限制，现已很少用。

2. 多普勒超声心动图

（1）三尖瓣血流

时间指标：1/2E 峰加速时间，正常值 72ms。1/2E 峰减速时间，正常值 82ms。

速度指标：E 峰速度，正常平均值 50cm/s。A 峰速度，正常平均值 35cm/s。A/E 比值，正常平均值 0.72。E 峰平均速度，正常平均值为 26cm/s。

充盈分数：①E 充盈分数（快速充盈分数）：E 峰速度积分包络的面积被整个三尖瓣频谱积分的面积除则得此分数。正常平均值 54%。②1/3 充盈分数：将三尖瓣频谱按时间分为 3 段，用全频谱速度积分除第一个 1/3 时间的速度积分得 1/3 充盈分数。三尖瓣此分数的值小于二尖瓣。

（2）肝静脉血流：肝静脉血流速度是反映右心血流动力学的重要指标之一。经胸或经食管超声心动图均可清晰获得肝静脉血流频谱。因探头方向不同，二者的频谱形态也不同。分析肝静脉血流速度的变化可评价右心收缩与舒张功能。

第四节　先天性心脏病

一、先天性心脏病超声检查方法

（一）先天性心脏病的分类

1. 非发绀型

（1）无分流：先天性房室瓣及半月瓣病变，如伞形二尖瓣、三尖瓣下移畸形、二叶式主动脉瓣、单纯肺动脉瓣狭窄；流入道及流出道梗阻病变，如二尖瓣瓣上隔膜、右心室流出道狭窄、主动脉瓣下狭窄、主动脉缩窄、矫正型大动脉转位等。

（2）左向右分流：常见畸形有房间隔缺损、室间隔缺损、动脉导管未闭；少见及复杂畸形有部分型心内膜垫缺损、主动脉窦瘤破入右心房和右心室、冠状动脉—右侧心腔瘘等。

（3）左向左分流：主动脉窦瘤破入左心房（少见）、冠状动脉—左侧心腔瘘等。

2. 发绀型

右向左分流：常见畸形有 Fallot 四联症、Fallot 三联征、右心室双出口。少见畸形有完全型大动脉转位、永存动脉干、房间隔缺损并完全型肺静脉异位引流、单心室、三尖瓣闭锁、肺动脉瓣闭锁等。

先天性心脏病有几十种，本节主要介绍几种常见的非发绀型先天性心脏病和两种有代表性的发绀型先天性心脏病。

（二）系统诊断法

由于复杂型先天性心脏病往往在心房、心室和大动脉水平发生不同方向的旋转移位，并按不同顺序排列组合，且合并多种畸形缺损，传统的诊断方法极易造成误诊和漏诊，所以必须采用系统诊断法进行系统性和逻辑性的分析，才能正确诊断。系统诊断法又称为顺序节段诊断法，该方法于1972 年由美国 Van Praagh 教授等最先提出，经不断改进和完善，如今已成为超声诊断先天性心脏病遵循的原则。系统诊断法是将整个心脏结构简化为三个节段（心房、心室、大动脉）和两个连接（心房与心室的连接、心室与大动脉的连接），再按以下五个步骤进行诊断，包括：①心房位置；②心室袢的类型；③心房与心室的连接关系；④大动脉关系；⑤心室与大动脉的连接关系。

对复杂型先天性心脏病而言，在常规胸骨左缘切面检查的基础上，剑突下区、胸骨右缘区、胸骨上窝区检查尤为重要，应作为常规检查部位。此外，经食管超声心动图在复杂型先天性心脏病的诊断方面亦可弥补经胸部超声心动图的不足之处，近年发展的实时三维超声也有助于先天性心脏病的诊断。

（三）右心声学造影

右心声学造影是辅助诊断先天性心脏病一项重要和不可缺少的方法，彩色多普勒超声对先天性心脏病左向右分流的诊断非常敏感而且直观，因此已基本取代了右心声学造影。但在复杂心血管畸形不能判断心房位置和确定心内右向左分流时，右心声学造影有不可取代的诊断价值，彩色多普勒血流成像可能漏诊心内存在的低速右向左分流，而右心声学造影可以非常敏感地发现此分流，并有助于肺动静脉瘘、永存左上腔静脉等少见先天性畸形的诊断。目前临床上常用的右心声学造影剂是二氧化碳微气泡和 50％葡萄糖空气微气泡，微气泡直径较大，不能通过肺部毛细血管，只能在右心系统显影，当心房、心室和大动脉水平存在右向左分流时，则在相应水平的左心腔、主动脉出现造影剂微气泡。

（四）超声对先天性心脏病肺动脉压的评估

在无右心室流出道梗阻的患者，右心室收缩压等于肺动脉收缩压。用连续波多普勒计算肺动脉压方法如下。

（1）测三尖瓣反流压差计算肺动脉收缩压（PASP）：取心尖四腔心切面，用 CDFI 显示三尖瓣反流束方向及起点，再用连续波多普勒测得最高反流速度（V），根据简化 Bernoulli 方程（$\Delta P=4V^2$），压差（PG）mmHg=$4V^2$，PASP＝PG＋（5～10）mmHg，其中 5～10 为右心房压。

（2）心室水平分流计算法：室间隔缺损时，左向右分流的峰值速度换算成压差（ΔP）代表两心室之间的压差。即室缺分流压差（ΔP）＝左心室收缩压－右心室收缩压，而左心室收缩压（LVSP）相当于肱动脉收缩期血压（SBP），右心室收缩压（RVSP）相当于肺动脉收缩压（PAPS），即：PASP（mmHg）＝RVSP＝SBP－室缺收缩期分流压差。

（3）大动脉水平分流计算法

PASP（mmHg）＝肱动脉收缩期血压－动脉导管收缩期分流压差

（4）肺动脉反流法计算肺动脉舒张压（PADP）：正常情况下右心室舒张压接近 0，因此，肺动脉瓣反流压差相当于肺动脉舒张压。

（5）肺动脉压程度判断

正常肺动脉压：收缩压（PASP）≤30mmHg，舒张压（PADP）≤15mmHg。

轻度肺动脉高压：PASP 35～50mmHg；中度肺动脉高压：PASP 55～70mmHg；重度肺动脉高压：PASP≥70mmHg。

（6）临床意义：以上方法计算的肺动脉收缩压与心导管检查结果相关性良好，有些文献资料显示超声计算的肺动脉压略低于心导管的测值。

二、房间隔缺损

房间隔缺损简称房缺，是最常见的先天性心脏病之一，发病率占先天性心脏病的10%～18%。本病可单独存在，也常合并其他心血管畸形。当合并较为严重的肺动脉狭窄时称为 Fallot 三联征，合并二尖瓣狭窄时称为鲁登巴赫综合征。

（一）病理与临床

房缺可分为原发孔型和继发孔型，继发孔型占95%，原发孔型较少见，又称为部分型心内膜垫缺损。房缺多为单发，少数为两个以上或呈筛孔状，直径通常在 10～40mm。根据缺损部位不同又分为四型：①中央型：占 75%，又称卵圆孔型，缺损位于房间隔中部，相当于卵圆窝处；②下腔型：占 12%，位置较低，缺损紧邻下腔静脉入口；③上腔型（又称静脉窦型缺损）：占 3.5%，缺损靠近上腔静脉入口，常伴有部分型或完全型肺静脉异位引流；④混合型：占 8.5%，兼有上述两种以上的房间隔缺损。若缺损很大，无房间隔则为单心房。

有些学者将冠状静脉窦与左心房后下壁间的缺损也归入继发孔型房间隔缺损，称为冠状静脉窦型房缺，该型非常少见，发生率<1%。

房间隔缺损时，右心室不仅要接受上、下腔静脉流入右心房的血液，同时还要接受由左心房分流入右心房的血液，导致右心容量增加，右心系统扩大。严重病例后期出现肺动脉高压，心房水平出现右向左分流。

（二）超声表现

（1）M 型和二维超声：①心脏形态学表现：右心房、右心室增大，右心室流出道增宽。由于右心室容量负荷过重，M 超多表现为室间隔与左心室后壁呈同向运动。②直接征象：继发孔型房间隔缺损在四腔心切面、主动脉根部短轴切面及剑突下双房切面显示房间隔中上部回声中断；若房间隔上下断端均能显示为继发孔中央型；若心房顶部侧无房间隔残端显示，通常为继发孔腔静脉型，剑突下切面，有助于上腔型或下腔型房缺的鉴别。若房间隔残端小多为混合型房缺，未见到房间隔回声，则为单心房。

（2）彩色及频谱多普勒：房间隔中断区及右心房侧显示全心动周期的正向（左向右）分流频谱，峰值分流速度位于舒张期，速度一般为 120cm/s，三尖瓣口及肺动脉内血流速度增快（右心血流量增加所致）。CDFI 显示房间隔缺损部位穿隔血流束，左向右分流者，呈红色为主的分流信号，由于分流速度不高，湍流不明显。

当合并有重度肺动脉高压时，缺损部位 CDFI 可显示右向左蓝色分流信号或分流不明显。

（3）经食管超声心动图：经胸部超声检查图像不清晰者可以采用经食管超声心动图（transesophageal echocardiography，TEE）检查，TEE 可以提高对小房缺和腔静脉型房缺的诊断准确率，TEE 可以清晰显示房缺断端与上、下腔静脉、冠状静脉窦的关系，有助于对房缺术式的选择。另外 TEE 对卵圆孔未闭的诊断较经胸检查敏感。

（4）三维超声：可以显示房缺的形态学特征、部位及与周围的毗邻关系。

（三）鉴别诊断

（1）肺动脉瓣狭窄：肺动脉瓣狭窄时超声心动图可表现为右心房、右心室增大，但 CDFI 房间隔处无分流显示，肺动脉内收缩期血流速度较房间隔缺损明显增加，流速＞2m/s 有助于鉴别。

（2）卵圆孔未闭：中央型小房缺应与卵圆孔未闭鉴别，典型卵圆孔未闭在剑突下切面和经食管超声可见房间隔回声中断处的断端不在一条直线上，呈错位状，CDFI 显示的分流束是两层回声的夹层状血流信号。

（3）上腔静脉血流：在 CDFI 检查时注意不要把流入右心房的上腔静脉血流误认为分流信号，采用频谱多普勒超声有助于鉴别，频谱图上腔静脉的血流速度与形态随呼吸有改变，与心动周期无关，而房缺的分流频谱速度及形态在每个心动周期一致，并且不受呼吸影响。

（四）临床价值

95% 以上的房间隔缺损通过常规经胸部超声检查可以明确诊断，但小房缺、冠状静脉窦型房缺、部分腔静脉型房缺在经胸部超声检查可能表现不典型而漏诊。不能确诊者应做经食管超声检查。准确评价房缺的大小、分型及与上、下腔静脉的关系有助于房缺的介入封堵治疗。

三、室间隔缺损

室间隔缺损（ventricular septal defect，VSD）简称室缺，即室间隔一个或多个部分缺失，致左右心室间存在异常交通。室间隔缺损占先天性心脏病的20%～25%，是最常见的先天性心脏病。室间隔缺损可单独存在，也可作为复杂畸形的一部分。

（一）病理与临床

室间隔缺损的病理分型方法很多，从超声解剖和临床实用的角度，一般分为以下三大类。

（1）膜部区室间隔缺损。此型占室间隔缺损的 70%～80%，又可分为：①嵴下型（膜部前），缺损位于室上嵴后下方，紧邻主动脉瓣；②单纯膜部型，仅限于膜部室间隔的小缺损，若膜部室间隔缺损边缘与三尖瓣隔瓣粘连形成瘤样结构，称为室间隔膜部瘤；③隔瓣下型（膜部后），缺损位于三尖瓣隔叶的后下，距主动脉瓣较远。

（2）漏斗部室间隔缺损：占室间隔缺损的20%～30%，可分为两个亚型。①干下型：缺损位于肺动脉瓣和主动脉瓣下，其上缘紧邻肺动脉瓣和主动脉瓣环，主动脉瓣常有不同程度的脱垂。②嵴内型：缺损位于室上嵴上方和肺动脉瓣下，但其上缘与肺动脉瓣之间有肌性组织分隔。

（3）肌部室间隔缺损：占室间隔缺损的5%～10%，缺损位于室间隔的肌小梁部，四周均为肌肉组织，可单发或多发。

单纯室间隔缺损的大小多数在5～10mm，可小至2mm，缺损可呈圆形、椭圆形，缺损边缘增厚。缺损一般为单个，少数为多个。

室间隔缺损较小时，不会造成严重的血流动力学变化，临床可无症状。缺损大，早期表现为左心室容量负荷过重，引起左心室、左心房增大。随着病情的发展，长期持续的肺血流量增加，最终发展为肺动脉高压，导致双向分流或右向左分流，引起右心室增大、肺动脉增宽，临床上出现发绀，称为艾森曼格综合征。

（二）超声表现

1．M型及二维超声心动图

（1）心脏形态学变化：小室缺（<5mm）、病程短者，心脏形态学一般无变化，心腔大小显示正常。较大室缺，心腔的变化主要是左心室增大，左心房也可增大，室壁运动增强；随着病情的发展，右心室也增大，合并肺动脉高压时，右心室壁肥厚。

（2）VSD直接征象及超声分型

直接征象：两个切面以上二维超声显示室间隔连续性中断，断端回声增强。

超声分型：①主动脉根部短轴切面，12点钟至肺动脉瓣之间室间隔连续中断为漏斗部室缺，漏斗部室缺绝大多数为干下型，干下型室缺缺损上缘位于肺动脉瓣下，无肌性组织回声，嵴内型室缺位于主动脉根部短轴12点钟处，与肺动脉瓣之间有肌性组织回声；②三尖瓣隔瓣基底部至主动脉根部短轴12点钟处为膜部区室缺；缺损部位靠近三尖瓣隔叶部位（10点钟位置）者多为膜部室缺；靠近三尖瓣隔叶根部者多为隔瓣下缺损，远离主动脉瓣的室间隔连续中断为肌部室缺。

嵴下型室缺以胸骨旁五腔心及左心室长轴切面显示更为确切，缺损上缘紧邻主动脉瓣；隔瓣下室缺显示最佳切面为胸骨旁四腔心切面，缺损上缘在三尖瓣隔瓣根部，以收缩期较清晰，距主动脉瓣较远；单纯膜部型室缺多在5mm以下，显示切面主要是心尖及胸骨旁四腔心切面。肌部室间隔缺损位置较低。

2．彩色及频谱多普勒

室间隔中断处，CDFI显示左向右五彩镶嵌过隔血流信号，分流束的位置也有助于室缺的分型。频谱多普勒在分流处探及高速全收缩期湍流，流速达2m/s以上。

当出现右向左分流时，分流束CDFI显示为蓝色信号。

（三）鉴别诊断

（1）室间隔缺损合并主动脉瓣脱垂：较大的室间隔缺损常合并存在右冠状动脉瓣脱垂，CDFI显示室间隔右心室面的收缩期分流外，在左心室流出道显示有舒张期的反流。另外，脱垂的瓣膜可部分遮盖室间隔缺损口，可导致室间隔缺损大小的低估。

（2）主动脉右冠窦瘤破入右心室流出道：主动脉右冠窦瘤破入右心室流出道多数合并存在室间

隔缺损，由于右冠窦瘤常从室缺口破入右心室，窦瘤瘤体往往遮盖室间隔缺口，经胸二维超声易漏诊。检查时应注意改变探头声束方向，避开窦瘤。

（3）其他：二维超声心动图对小的肌部 VSD 容易漏诊，但可以通过 CDFI 观察到血流穿过 VSD 的部位，从而对肌部 VSD 做出诊断。对合并有复杂畸形的室缺，如果室缺处分流不明显，可能会漏诊。实时三维超声和经食管超声有助于进一步了解室缺的形态及与周围的毗邻关系。

（四）临床价值

超声可以做出漏斗部、膜部、肌部室缺的分型，多普勒超声可以确诊小至 2mm 的左向右分流的室缺，多发小室缺超声可能漏诊室缺个数。在室间隔缺损的介入治疗方面，超声心动图检查可辅助正确选择病例及封堵器，监测并引导室间隔缺损的介入治疗。

四、动脉导管未闭

动脉导管未闭（patent ductus arteriosus，PDA）是最常见的先天性心脏病之一，发生率占 10%～21%，仅次于房间隔缺损与室间隔缺损。可单独发生，也可合并其他畸形。

（一）病理与临床

动脉导管是胎儿期的正常通道，出生后闭锁成动脉韧带。动脉导管在出生后未闭时，由于主动脉压力在收缩期及舒张期均高于肺动脉，所以主动脉内的血液持续性经未闭的动脉导管流向肺动脉（大动脉水平左向右分流），造成肺循环血流量明显增加，进而导致左心回心血量增加，左心房、左心室因容量负荷加重而扩大。导管粗大者病程晚期肺动脉压升高，可产生右向左分流。

未闭动脉导管位于主动脉峡部小弯侧，一端连在肺动脉主干末端或左肺动脉根部，另一端连接左锁骨下动脉开口远端的降主动脉前侧壁。动脉导管的长短、粗细不一，直径多数在5～10mm。按其形态分为五型。①管型：最多见，占80%以上，导管管径粗细一致。②漏斗型：较少见，导管主动脉端较肺动脉端更宽。③窗型（缺损型）：导管短而粗，主动脉与肺动脉呈窗形相通，类似于主动脉与肺动脉之间的间隔缺损。④瘤型：导管两端细，中部呈瘤样膨大。⑤哑铃型：导管中部细，两端粗。后三型很少见。

（二）超声表现

1. M型及二维超声心动图

（1）心脏形态学变化：动脉导管直径在 5mm 以下者，心脏各腔室大小测值可在正常范围。动脉导管较大者二维超声心动图显示左心房、左心室增大，肺动脉增宽。合并肺动脉高压时，右心室、右心房增大，右心室壁增厚。在重度肺动脉高压时，以右心房、右心室增大为主，肺动脉及分支增粗，肺动脉瓣运动幅度增大，M 型超声心动图肺动脉瓣曲线 a 波变浅或消失，收缩期呈 W 形或 V 形（肺动脉瓣收缩期提前关闭征象）。

（2）直接征象：主动脉根部短轴切面肺动脉分叉处或左肺动脉根部有管道与后方的降主动脉相连，二维超声可显示导管的形态、粗细及长度。胸骨上窝主动脉弓长轴切面上，左锁骨下动脉对侧管壁回声中断，并有管道与肺动脉远端相通。儿童患者在剑突下检查也可显示动脉导管未闭直接征象。

2. 彩色及频谱多普勒

CDFI 显示降主动脉血流经导管进入肺动脉的红色或五彩镶嵌血流信号，小导管二维超声可以无阳性发现，但 CDFI 可以较敏感地显示小至 3mm 的动脉导管的分流。频谱多普勒在肺动脉远端或动脉导管开口处显示连续性或全舒张期的湍流频谱。

（三）鉴别诊断

由于肺动脉存在湍流，初学者需注意与肺动脉瓣狭窄鉴别。

在 PDA 合并重度肺动脉高压时，由于分流不典型，需注意与原发性肺动脉高压鉴别，观察胸骨上窝切面有助于鉴别。

（四）临床价值

二维超声和多普勒超声联合运用对动脉导管的诊断可以达到很高的准确率，成人小导管在声窗条件不好的情况下可能漏诊。

五、心内膜垫缺损

心内膜垫缺损又称房室管畸形或房室共同通道，占先天性心脏病的 2%～5%。

（一）病理与临床

病理解剖一般分三型。

（1）部分型心内膜垫缺损：为单纯原发孔型房间隔缺损，或原发孔房间隔缺损合并房室瓣裂。

（2）完全型心内膜垫缺损：原发孔型房间隔缺损及室间隔缺损同时存在，融合成为一大缺损。依据共同瓣的形态及腱索附着位置分类如下。

A 型：占 75%，前共瓣有腱索附着在室间隔缺损的顶端或两侧。

B 型：少见，前共瓣二尖瓣腱索附着在右心室面异常的乳头肌上。

C 型：共同房室瓣无二、三尖瓣之分，腱索呈漂浮状，占 25%。

（3）过渡型心内膜垫缺损：即存在原发孔房间隔缺损和较小的室间隔流入道部缺损，与完全型心内膜垫缺损不同的是未形成共同房室瓣，二尖瓣、三尖瓣独立存在，可以合并瓣裂。

部分型心内膜垫缺损血流动力学变化主要为心房水平左向右分流，以右心容量负荷增加为主，有房室瓣裂时则合并房室瓣反流。完全型心内膜垫缺损 4 个心腔血流相通，导致左、右心容量负荷均增加，全心扩大，肺充血，肺动脉高压等改变，临床上常出现相应的心功能不全症状。

（二）超声表现

1. 部分型心内膜垫缺损

（1）房间隔下部回声中断：这是二维超声诊断部分型心内膜垫缺损的直接征象，在所有四腔心切面上，均可显示缺损的部位在房间隔下端近十字交叉处，其下界达房室瓣上缘。

（2）二尖瓣前叶裂：二尖瓣水平短轴切面示舒张期二尖瓣前叶连续中断。

（3）多普勒超声特征：CDFI 显示低位心房水平左向右分流，频谱多普勒记录到舒张期为主的连续性分流。有不同程度二尖瓣反流，与房室瓣裂的程度有关。

（4）右心房、右心室增大，右心室流出道增宽。

2. 完全型心内膜垫缺损

（1）四腔心切面房室连接处十字交叉结构消失，这是原发孔房间隔缺损与流入道室间隔缺损共存时出现的超声表现。回声中断范围一般较大，常在 15mm 以上。

（2）二尖瓣与三尖瓣为共同房室瓣，分为前共同瓣和后共同瓣。在四腔心切面通过调整声束，前共同房室瓣可呈一字形，共同房室瓣开放时，可见 4 个房室腔相通，4 个心腔均扩大。

（3）分型：若共同房室瓣可以区分为二尖瓣与三尖瓣的成分，则为A型或B型，若房室瓣腱索分别附着在流入道室间隔缺损的顶端，则为A型；若共同房室瓣腱索经室缺伸入对侧右心室内（称之为骑跨）则为B型；若共同房室瓣无二尖瓣和三尖瓣之分，无腱索与室间隔相连，腱索呈漂浮状，则为C型。

（4）多普勒超声表现：CDFI表现不仅有心房水平及心室水平的左向右分流，还有房室之间的分流，加之二尖瓣、三尖瓣收缩期反流，因此，造成该处彩色血流信号明显紊乱。

（5）完全型心内膜垫缺损常合并肺动脉瓣狭窄、继发孔房间隔缺损、单心房及大动脉转位等。

3. 过渡型心内膜垫缺损

过渡型心内膜垫缺损兼有完全型、部分型心内膜垫缺损特征，与完全型心内膜垫缺损不同的是未形成共同房室瓣，二尖瓣、三尖瓣独立存在。瓣下仅有很小的室间隔缺损。

4. 左心室—右心房通道

左心室—右心房通道是指膜部室间隔的心房部有缺损而产生左心室和右心房间的交通。归类尚不统一，有人将之归入部分型房室管畸形。

超声心动图诊断要点：在心尖四腔心切面，三尖瓣隔叶上方与二尖瓣前叶下方十字交叉处局部回声中断。CDFI可见左心室至右心房的以蓝色为主五彩过隔血流信号，直达右心房。

（三）鉴别诊断

当某些先天性心脏病造成冠状静脉窦明显扩张时，在四腔切面上可出现类似房间隔下部回声缺失的表现，鉴别要点是在其他任意一个切面观察到房间隔下部存在有助鉴别。部分型心内膜垫缺损存在二尖瓣裂时，反流通过原发孔房缺流入右心房时，需注意与左心室—右心房通道鉴别。

完全型心内膜垫缺损常合并肺动脉瓣口狭窄、大动脉转位、心室左袢、肺动脉闭锁、右心室双出口、动脉导管未闭等，在诊断时需注意鉴别。

（四）临床价值

超声可以做出部分型心内膜垫缺损（原发孔房缺）和完全型心内膜垫缺损的诊断，结合频谱和CDFI观察房室水平的分流情况和瓣膜的反流特征，即可判断所属类型及有无瓣裂。

六、肺动脉口狭窄

肺动脉口狭窄（pulmonary stenosis，PS）是指从右心室流出道到肺动脉分支之间的任何梗阻，包括肺动脉瓣狭窄、漏斗部（右心室流出道）或肺动脉主干及其分支狭窄，占先天性心脏病的12%～18%，其中室间隔完整的肺动脉瓣狭窄是肺动脉口狭窄中最常见的类型，占90%。

（一）病理与临床

病理解剖：①肺动脉瓣狭窄常见为三个瓣叶交界粘连融合，少数为单瓣或二瓣化畸形，瓣膜开放时呈穹隆状向肺动脉突出，造成瓣口狭窄；②右心室漏斗部狭窄分为隔膜型狭窄（右心室流出道有隔膜样结构）和肌性肥厚型狭窄，肌性肥厚型狭窄较常见，右心室室上嵴、隔束、壁束异常肥厚；③肺动脉狭窄指从肺动脉瓣至肺小动脉之间的部位有狭窄。除肺动脉瓣狭窄可以单独存在外，漏斗部狭窄和肺动脉狭窄通常与其他畸形合并存在。

临床症状与肺动脉口狭窄程度有关，重者可出现右心功能不全表现。典型体征在胸骨左缘第2肋间听诊有三级以上粗糙收缩期杂音。血流动力学表现为肺动脉口狭窄使右心室排血受阻，右心室压力增高，右心室压力负荷增大，右心房、右心室增大，右心室壁代偿性肥厚。

（二）超声表现

（1）左心室长轴切面和四腔心切面显示右心房、右心室比例增大，右心室壁有不同程度增厚，厚径＞5mm。

（2）肺动脉瓣狭窄表现：在右心室流出道、肺动脉长轴切面显示肺动脉瓣不同程度增厚，回声增强，收缩期瓣叶开放受限向肺动脉腔内膨出。M 型肺动脉瓣曲线显示 a 波加深，＞5mm。

（3）漏斗部狭窄表现：右心室流出道切面显示右心室流出道壁束及隔束均明显增厚，局部狭窄。

（4）肺动脉狭窄表现：肺动脉长轴切面显示肺动脉主干细小，远端可有狭窄后扩张。或伴有左右肺动脉分支狭窄、缺如。

（5）多普勒超声特征：CDFI 显示右心室流出道或肺动脉内五彩镶嵌湍流信号，频谱多普勒记录到高速收缩期射流，流速＞2m/s。

（三）鉴别诊断

（1）动脉导管未闭：动脉导管未闭 CDFI 可表现为肺动脉内五彩镶嵌湍流信号，但湍流来源于肺动脉远端有助于鉴别。

（2）引起肺动脉收缩期血流速度增快的疾病：房间隔缺损患者，由于心房分流，右心室流入、流出血流量增加，肺动脉口相对狭窄，肺动脉血流速度增快，少数可＞2m/s，根据房间隔中断二维超声表现有助于鉴别。干下型室缺由于室缺口紧邻肺动脉瓣，CDFI 分流可延及肺动脉，引起肺动脉收缩期血流速度增快，但根据二维超声及湍流的起始部位有助于鉴别。

（四）临床价值

超声对肺动脉口狭窄可以做出定性诊断，但由于右心室流出道、肺动脉位于声场的近场，图像显示可能不清晰，会影响测量数据的准确性，胸骨上窝切面有助于观察肺动脉远端及分支情况。

七、主动脉狭窄

先天性主动脉狭窄（aortic stenosis，AS）是指从左心室流出道至升主动脉之间任何部位出现的梗阻，占先天性心脏病的 3%～6%。先天性主动脉瓣狭窄是其中最常见的畸形。

（一）病理与临床

根据梗阻的不同，病理上可分为主动脉瓣狭窄、主动脉瓣下狭窄和主动脉瓣上狭窄。主动脉瓣狭窄多为二叶瓣畸形，其次为三叶瓣、单瓣、四叶瓣，瓣膜增厚、瓣口狭窄；主动脉瓣下狭窄多为主动脉瓣下室间隔凸向左心室流出道的膜性狭窄或肌性狭窄；主动脉瓣上狭窄位于主动脉嵴部（主动脉窦与升主动脉结合部）。

该畸形的基本血流动力学变化是左心室和主动脉之间存在压差，导致左心室排血受阻，为了维持正常心排出量，左心室需增加收缩力，造成心肌肥厚，心肌耗氧量增加，冠状动脉供血相对不足，临床上可出现心、脑血管供血不足表现。

（二）超声表现

1. 主动脉瓣狭窄

（1）瓣膜增厚，回声增强，瓣叶开放受限，向主动脉腔膨出。

（2）瓣叶数异常，多为二叶瓣畸形。经食管超声有助于确诊瓣叶数，可合并瓣膜关闭不全。

（3）室间隔和左心室后壁对称性肥厚，厚度>11mm。

（4）多普勒超声表现：在主动脉瓣口及升主动脉内 CDFI 呈五彩镶嵌状，频谱多普勒记录到高速收缩期射流，当合并主动脉瓣关闭不全时左心室流出道记录到舒张期湍流。

2. 主动脉瓣下狭窄

（1）膜型狭窄：在主动脉瓣下 1cm 左右处有隔膜样回声，呈圆顶状，凸向左心室流出道，一端与室间隔相连，另一端游离或附着在主动脉根部。

（2）肌型狭窄：主动脉瓣下的左心室流出道前缘有弓状向心凸起的增厚回声。

（3）左心室壁弥漫性对称性肥厚。

（4）多普勒超声表现：左心室流出道狭窄部及远侧 CDFI 呈五彩镶嵌状，频谱多普勒超声呈收缩期湍流频谱，流速达 150cm/s 以上。

3. 主动脉瓣上狭窄

（1）在主动脉瓣上有两条孤立的线状回声，分别自主动脉前后壁向管腔凸起。

（2）升主动脉起始部局部管壁增厚，向腔内凸出。

（3）升主动脉细小。

（4）左心室壁对称性肥厚。

（5）多普勒超声表现：狭窄部及远端 CDFI 呈五彩镶嵌状，频谱多普勒呈收缩期射流。

（三）鉴别诊断

主动脉狭窄可引起左心室壁显著肥厚，需要注意与肥厚型心肌病鉴别；主动脉瓣下狭窄常合并存在室间隔缺损，检查时需要注意室间隔右心室面是否存在分流信号。经胸部超声对主动脉瓣叶数目的判断有时存在困难，经食管超声可以清晰地显示主动脉瓣叶数目及开口情况，有助于诊断。

（四）临床价值

超声可以对主动脉口不同部位的狭窄做出准确诊断，流速越高、压差越大表示狭窄程度越重。

八、Fallot 四联症

Fallot 四联症是一组复合先天性心血管畸形，在发绀型先天性心脏病中占首位，Fallot 四联症占先天性心脏病的 10%～14%。

（一）病理与临床

病理解剖特征。①肺动脉口狭窄：包括漏斗部、肺动脉瓣环、瓣膜狭窄，肺动脉干及分支狭窄。②室间隔缺损：以嵴下型最常见，缺口通常>10mm。③主动脉前移骑跨于室间隔之上。④右心室肥厚。Fallot 四联症若合并存在卵圆孔未闭或房间隔缺损称 Fallot 五联症。Fallot 四联症也可合并存在动脉导管未闭、右位主动脉弓、永存左上腔、冠状动脉起源异常等畸形。

患者突出的临床表现是发绀，这是由于室间隔缺损和主动脉右跨，右心室静脉血通过室间隔缺损处进入左心室及主动脉，引起患者发绀，慢性低氧血症是 Fallot 四联症血流动力学改变的后果。肺动脉狭窄越重右心室血流进入肺动脉和肺循环的血流越少，进行气体交换的肺血流量越少，患者缺氧越重，同时引起右心室代偿性肥厚、右心室压力增大。肺血量减少，导致左心房、左心室发育差。

（二）超声表现

（1）左心室长轴切面和心尖五腔心切面显示主脉增宽，主动脉前壁与室间隔连续中断，断端室间隔位于主动脉前后壁之间，形成独有的骑跨征象，骑跨率多数 50%。

（2）多个切面显示室间隔连续中断，室缺较大。

（3）二维及 CDFI 显示肺动脉口狭窄征象。

（4）右心房、右心室增大，右心室前壁与室间隔增厚。

（5）右心声学造影右心室显影后，大量的造影剂进入主动脉，左心室流出道亦出现造影剂回声。

（6）多普勒超声表现右心室流出道和肺动脉内 CDFI 呈五彩镶嵌湍流信号，并记录到收缩期湍流频谱。左心室长轴切面 CDFI 显示心室水平呈红蓝双向过隔血流信号，心尖五腔切面见双室血流进入主动脉。

（三）鉴别诊断

轻型 Fallot 四联症需注意与巨大室缺合并艾森曼格综合征鉴别，该畸形可以引起右心增大、右心室壁增厚，由于室缺大，主动脉与室缺不在同一平面，有骑跨征象，CDFI 在室缺部位显示双向分流，该畸形有肺动脉明显增宽、肺动脉瓣 M 超曲线图显示呈特征性的肺动脉高压的表现。

重型 Fallot 四联症由于右心室流出道和肺动脉严重狭窄，声窗不满意时右心室流出道和肺动脉显示不清，需要与永存动脉干鉴别，检查时可以通过改变探查部位，如高位胸骨旁切面或胸骨上窝切面了解是否存在右心室流出道和肺动脉而鉴别。

通过彩色多普勒超声检查有助于与右心室双出口的鉴别，心尖五腔心切面 Fallot 四联症显示左、右心室血流分别进入主动脉，而右心室双出口显示左心室血流进入右心室后再进入主动脉。

（四）临床价值

超声心动图对 Fallot 四联症的诊断符合率很高，但由于声窗原因部分患者的右心室流出道、肺动脉的图像显示不够清晰，胸骨上窝检查有助于观察肺动脉及分支的发育情况。

九、大动脉转位

大动脉转位（transposition of the great arteries，TGA）是指主动脉与肺动脉两支大动脉之间的空间位置关系以及与心室的连接关系异常，是小儿发绀型先天性心脏病中较为常见的畸形，发病率占先天性心脏病的 5%～8%。

（一）病理与临床

（1）完全型大动脉转位：主动脉发自右心室，肺动脉发自左心室，TGA 分为多个亚型，最为常见的是大动脉右转位（SDD），占 80%，即心房正位、心室右袢（正常位），主动脉位于肺动脉右前方；其次是大动脉左转位（ILL），即心房反位、心室左袢（反位）、主动脉位于肺动脉左前方。TGA 常合并存在室间隔缺损、肺动脉狭窄、动脉导管未闭等畸形。

（2）右心室双出口：属不完全型大动脉转位，主动脉和肺动脉均起源于右心室，常合并存在室间隔缺损和肺动脉狭窄。

（3）矫正型大动脉转位：心房与心室连接不一致，主动脉连接形态右心室，肺动脉连接形态左心室，可无或伴有其他畸形。

单纯性完全型大动脉转位患者无法存活，合并心内分流畸形是患者赖以生存的基本条件，临床上缺氧、发绀严重。右心室双出口的血流动力学改变与室间隔缺损大小、肺动脉狭窄程度等有关，多数伴有不同程度的发绀。矫正型大动脉转位若不伴有其他畸形，在儿童期血流动力学无明显变化，至成人期，形态学右心室（行便左心室功能）多扩大并伴有三尖瓣重度反流，若伴有其他畸形则出现相应的血流动力学改变。

（二）超声表现

1. 完全型大动脉转位

（1）正常大血管交叉关系消失：大血管短轴切面主动脉在右前，肺动脉在左后，为大动脉右转位，较常见；主动脉在左前，肺动脉在右后，为大动脉左转位。

（2）左心室长轴切面显示主动脉发自右心室，肺动脉发自左心室。在心尖或剑突下五腔心切面调整声束方向，避开心房也可见两心室所连接的两大血管。

（3）合并其他畸形时可显示相应超声征象，如室缺、动脉导管未闭、肺动脉狭窄等。

2. 右心室双出口

（1）左心室长轴切面显示主动脉后壁与二尖瓣前叶不连续，其间可见强回声团（圆锥肌）隔开，左心室流出道为一盲端。

（2）多切面显示主动脉和肺动脉并行从右心室发出，两大血管呈前后并列或左右并列。

（3）多切面显示室间隔连续中断，室缺 >10mm。

（4）右心室扩大并肥厚，左心室增大或正常。

（5）可有肺动脉口狭窄。

（6）多普勒超声表现：心尖五腔心切面 CDFI 显示主动脉大部分或全部起源右心室，CDFI 只接受来自右心室的血流。

3. 矫正型大动脉转位

（1）心底短轴切面上显示两大血管走行异常，主动脉位于右前位或左前位，亦可与肺动脉呈前后并列位。

（2）肺动脉与右侧心室（形态学上的左心室）相连，主动脉与左侧心室（形态学上的右心室）相连，借助房室瓣和心内壁回声可确定形态学上的心室。

（3）绝大多数为心房正位，肺静脉汇入左心房，下腔静脉汇入右心房。

（4）可合并其他畸形。

（三）鉴别诊断

完全型大动脉转位需注意与右心室双出口中 Taussing-Bing 综合征鉴别，鉴别点是肺动脉完全起自左心室为完全型大动脉转位，肺动脉骑跨在室间隔上，则为右心室双出口 Taussing-Bing 综合征。

（四）临床价值

超声心动图对完全型大动脉转位可以较准确诊断，在大动脉转位中右心室双出口较常见，超声心动图较容易诊断，同时超声有助于判断室缺与大动脉的关系。超声心动图对矫正型大动脉转位的诊断符合率也较高。

第三章 消化系统

第一节 肝脏

一、解剖概要

肝脏是人体最大的实质性脏器，由肝包膜、肝实质和管道结构组成，其中管道结构包括门静脉、肝静脉、肝动脉分支和肝内胆管。肝脏表面借镰状韧带分为左右两叶，右叶较大，主要位于右季肋部；左叶略小，位于上腹部及左季肋部。肝脏膈面呈圆隆状，顶部与膈肌相接触；脏面凹陷不平，呈 H 形，由左右两条纵沟和中间的横沟组成。横沟为肝门（亦称第一肝门），有门静脉、肝管、肝动脉等出入。肝左叶还可借第一肝门分出前方的方叶和后方的尾状叶。右纵沟前部为胆囊窝，容纳胆囊，后部为腔静脉窝（称第二肝门），三支肝静脉在此注入下腔静脉。左纵沟前部为肝圆韧带，其内有脐静脉闭锁后形成的纤维索，后部有静脉韧带，为静脉导管闭锁而成。右纵沟也可作为左叶和右叶的分界线，左纵沟可将左叶分为左外叶和左内叶。肝静脉有肝左静脉、肝中静脉和肝右静脉三支。肝左静脉近端位于左叶间裂中，肝中静脉走行于肝正中裂，肝右静脉最大，其近端走行于右叶间裂中，借助于这三条静脉也可将肝实质分为左外叶、左内叶、右前叶及右后叶。门静脉主要由肠系膜上静脉和脾静脉在胰颈背侧汇合而成，至第一肝门处分成左右两支进入肝脏。门静脉左支沿横沟向左侧横向行走，该段名为左支横部，抵达肝左内、左外叶交界处后，折向前下行走，与横部垂直，名为左支矢状部。矢状部再横向分出位于后上的左外上段支和位于前下的左内支及左外下段支。右支较短，仅走行 1.5cm 左右后即分成前叶支和后叶支。借助肝内门静脉，可将肝实质分为八个段。在第一肝门附近肝动脉分成左右两支。肝右动脉一般穿行于肝总管与门静脉之间；在少数情况下，肝右动脉走行于肝总管之前（占 15%）。肝动脉、门静脉、肝内胆管的分支在肝内伴行，三者共同包入 Glisson 纤维鞘中。

二、超声检查技术

1. 患者准备

常规超声检查肝脏前一般不需要患者做特殊准备。对于某些腹腔胀气明显，影响到肝脏显示的患者，可建议其空腹检查，以便能更好地显示肝脏及肝门部的结构。

2. 体位

常用的平卧位及左侧卧位，偶尔需用到右侧卧位、坐位或半卧位。

3. 检查方法

（1）探头选择：通常选用凸阵探头，频率为 3.05MHz，肥胖患者可用 2.5MHz，儿童可用 5MHz。

（2）仪器条件：根据仪器各参数的调节，在常规二维超声图像上尽量使正常肝脏浅部、深部实质回声均匀一致，肝内管道结构回声清晰，腔内呈无回声状态。在彩色多普勒图像上，以使肝实质内刚好不显示伪彩斑点，而血管内均为彩色血流信号所填充但不外溢为宜。

（3）扫查途径：常规扫查途径多在右肋缘下、右肋间及剑突下进行纵、横及斜切面的扫查，特殊情况可从右背部肋间或左侧肋间等进行扫查。

（4）扫查顺序：可先从右肋缘下扫查，而后行肋间扫查及剑突下扫查，也可先行左肝扫查。在技术方面，应先用常规二维超声扫查，而后用彩色多普勒检查，再后用脉冲多普勒检测，必要时进行超声造影检查。

（5）扫查切面：显示的切面可由于人体正常肝脏的外形、内部结构变异及检查者扫查的习惯会有不同。重要的是熟悉肝脏的解剖结构及灵活运用探头进行多途径、多切面的扫查，以期在自己的头脑中建立起肝脏形态及内部结构的空间位置，做出正确的判断。以下为正常肝脏常规超声的几个典型切面表现。①右肋缘下第一肝门斜切面：探头置于右肋缘下，声束方向斜向右上后方，显示第一肝门横沟处结构，即门静脉主干横切面和左右支切面。②右肋缘下第二肝门斜切面：探头置于上述切面的基础上再稍向上扫查，可显示三条无回声的肝静脉汇入下腔静脉。③剑突下腹主动脉纵切面：探头置于剑突下，沿着腹主动脉长轴纵切，显示肝左外叶切面。

4. 测量方法

（1）肝脏右叶最大斜径：以肝右静脉和肝中静脉汇入下腔静脉的右肋缘下肝脏斜切面为标准测量切面。测量点分别置于肝右叶前、后缘之肝包膜处，测量其最大垂直距离。

（2）肝脏右叶前后径：以第 5 或 6 肋间肝脏右叶的最大切面为标准测量切面。测量点分别置于肝右叶前、后缘之肝包膜处，测量其最大垂直距离。

（3）肝脏左叶厚度和长度径线：以通过腹主动脉的肝左叶矢状纵切面为标准测量切面，向上尽可能显示膈肌。左叶厚度测量点分别置于肝左叶前后缘最宽处的肝包膜（包括尾状叶），测量其最大前后距离，左叶长度测量点分别置于肝左叶的上下缘包膜处与人体中线平行。

（4）门静脉宽度：以右肋缘下第一肝门纵断面为标准测量切面，胆总管要求尽量显示其全长至胰头后方。门静脉测量要求在距第一肝门 1～2cm 处测量其宽径（内径）。

三、正常超声表现

（1）二维超声：正常肝脏左叶小而边缘锐利，右叶大而饱满。肝表面光滑，包膜线清晰，膈顶部呈圆弧形，下缘和外缘呈锐角。正常肝实质的回声为均匀、细小、中等点状回声。正常肝右叶前后径为 8～10cm。最大斜径为 10～14cm，左叶厚度和长度分别不超过 6～9cm。肝内管道结构清晰，呈树枝状分布，肝内门静脉管壁回声较强且较厚，可观察至三级分支。肝静脉管壁薄且回声弱。肝内胆管与门静脉伴行，管径较细，为伴行门静脉的 1/3。正常状态下肝内动脉一般难以显示。正常门静脉内径 10～12mm，正常肝静脉内径 5～9mm。

（2）彩色多普勒：正常肝内门静脉彩色多普勒显示为入肝血流，脉冲多普勒呈持续性平稳血流频谱，可随心动周期和呼吸运动略有起伏。正常门静脉主干流速波动于 15～25cm/s，受呼吸影响，吸气时增大，呼气时减小。肝静脉在彩色多普勒上显示为离肝血流，以蓝色为主，血流频谱呈三相波型，与下腔静脉血流相似。肝动脉的彩色血流通常在肝内较难显示，有时仅在门静脉主干旁显示，脉冲多普勒呈搏动状血流频谱。

（3）超声造影：注射超声造影剂后，肝动脉首先从第一肝门部开始逐渐向肝内及周边呈树枝状增强（常出现在 10～20 秒），随后门静脉也增强（常出现在 20～30 秒），随着造影剂的进入，整个肝实质回声都增强，表现为弥漫性点状高回声，分布均匀。此后造影剂逐渐消退，肝实质回声降低，最后全部消失。整个过程 3～10 分钟。临床上常将肝脏超声造影表现分成三个时期：动脉期（10～30 秒），门脉期（30～120 秒），延迟期（120～180 秒）。

四、肝脏局灶性病变

肝脏局灶性病变主要包括肝囊肿、肝脓肿、肝血管瘤、肝局灶性结节性增生、原发性肝癌、转移性肝癌、肝包虫病等。

（一）肝囊肿

1. 病理与临床

肝囊肿是一种比较常见的肝脏囊性病变，大体分为先天性和后天性两大类。肝囊肿的病因尚不清楚。一般认为起源于肝内迷走的胆管，或因肝内胆管和淋巴管在胚胎期的发育障碍所致。肝囊肿可单发或多发，大小不一，小者仅数毫米，大者可达 20cm 以上。先天性肝囊肿生长缓慢，小的囊肿可无任何症状，当囊肿增大到一定程度时，可因压迫邻近脏器而出现症状，如右上腹不适和隐痛等。极少数患者可因囊肿破裂或囊内出血而出现急性腹痛。

2. 超声表现

（1）二维超声：肝内出现一个或多个圆形的无回声区，有包膜，包膜光整菲薄呈高回声，可有侧壁回声失落征象，囊肿后方有回声增强现象。囊肿较大者囊壁可增厚，回声增高，囊内可出现较细薄的条带状分隔。囊肿合并出血或感染时，囊内可出现细小的点状回声，这些点状回声可随体位改变而移动位置。肝囊肿较小时，肝脏可无形态改变；囊肿较大时可致局部肝叶膨大，使肝脏下界下移或膈肌抬高等形态改变。

（2）彩色多普勒：肝囊肿内无彩色血流信号，在大的肝囊肿囊壁上显示少量点状、细条状彩色血流信号，脉冲多普勒超声检测多为静脉血流或低阻动脉血流信号。

（3）超声造影：注射造影剂后，肝囊肿内回声无增强，表现为无回声，而囊肿壁可显示与肝实质同步增强。

3. 鉴别诊断

（1）肝脓肿：多呈低回声团块，液化脓液可随体位改变而移动，囊壁较厚，并有稍高回声的炎性反应圈，有别于一般的肝囊肿。

（2）肝包虫病：有疫区接触史。虽然声像图上可表现为囊性病灶，但可呈囊中囊或葡萄串征等表现，囊壁较厚可呈双层改变，如囊壁钙化可出现强回声伴声影征象。

4. 临床价值

由于肝囊肿在超声表现上常较典型，并且对<1cm 的肝囊肿亦有较高的敏感性和特异性，因此，超声对肝囊肿的诊断准确率可达 98％以上，是肝囊肿诊断及随访的首选检查方法。

（二）肝脓肿

1. 病理与临床

肝脓肿是临床上较常见的一种肝内炎症性病变，可分为细菌性肝脓肿和阿米巴肝脓肿。细菌性肝脓肿临床发病常较急，表现为突发寒战、高热、上腹痛，肝脏肿大并有触痛，白细胞数增高等。

阿米巴肝脓肿发病多缓慢，症状相对较轻，表现为长期右上腹痛或胸痛，有全身消耗症状和体征。病理显示细菌性肝脓肿常为多发，可形成许多小脓肿并融合成 1 个或数个较大的脓肿，而阿米巴肝脓肿常为单个脓肿。

2．超声表现

（1）二维超声：细菌性肝脓肿在其形成的不同病理阶段有不同的超声表现。早期肝内局部出现低回声区，回声不均匀，或呈等回声区，边界欠清晰。随着疾病进展，组织液化坏死，脓肿内部回声不均匀或出现无回声或极低回声区，其内壁边缘不光整，内部见较多絮状回声，分布不均匀，伴病灶后方回声增强。脓液相对较稀薄时，脓肿腔内容物可随体位改变而呈漂浮或旋动状，有时脓液可有分层现象；如脓液稠厚，则脓肿内容物不随体位改变而改变，呈现类似实质的不均质回声。在肝脓肿成熟或液化期，脓肿可出现典型的无回声区，边界清晰，呈圆形或类圆形，伴后方回声增强；脓肿壁呈典型增厚的高回声，厚 3～5mm，可厚薄不一，壁的内面不平整，呈虫蚀状改变；壁的外周仍有稍高回声的炎性反应圈。至脓肿吸收期时，肝脓肿明显缩小或消失，脓肿残留物和脓肿壁呈混合回声，脓肿边界不清，有时仅见一边缘模糊低回声区或钙化斑。此外，超声还可发现胸腔积液或腹腔脓肿，肝内管道受压移位、扩张等表现。阿米巴性肝脓肿多表现为肝内单发厚壁无回声区，内部见细小点状回声，脓肿边界清晰。

（2）彩色多普勒：细菌性肝脓肿早期常可显示病灶内部及边缘有点状或条状彩色血流信号，脉冲多普勒可测及搏动性的动脉血流信号，而阻力指数多呈低阻型（RI＜0.6）。在肝脓肿成熟期，彩色多普勒在液化区未显示彩色血流信号，但在脓肿壁上可测及少量动脉彩色血流信号，多呈低阻型。阿米巴肝脓肿内部及周边一般较少测及血流信号。

（3）超声造影：肝脓肿病灶在动脉期表现为实质部分快速增强，而坏死部分不出现增强，病灶呈现典型的蜂窝样改变；而门脉期和延迟期原增强部分减退呈等回声改变。如脓肿完全液化，则超声造影显示病灶无明显增强呈无回声改变。

3．鉴别诊断

（1）肝囊肿：有完整、纤薄的囊壁，壁的厚度均匀一致，囊内呈无回声区，透声好，内无杂乱回声出现。

（2）肝血肿：肝实质内血肿常呈不规则形，内部回声不均匀，常有外伤史。

（3）肝恶性肿瘤：部分肝脏恶性肿瘤可因肿瘤内出血或坏死而出现无回声区，容易与肝脓肿相混淆。但这些病灶常有实质性回声并可测及高阻动脉血流信号，同时临床常无感染性症状，如发热、外周血白细胞增高等。

4．临床价值

典型肝脓肿超声诊断较容易，结合病史，其诊断符合率可达 100%。由于肝脓肿在整个病程中有不同表现，使超声所反映肝脓肿的声像图错综复杂及多样化，并且由于抗生素的广泛应用使肝脓肿临床表现越加不典型。近年来，彩色多普勒超声及超声造影技术的应用使不典型肝脓肿的诊断符合率得到了较大提高。另外，利用超声检查重复性好的优势，定期密切随访，观察肝脓肿的变化过程所出现图像改变来明确诊断，可以提高诊断符合率。超声引导下穿刺引流对于帮助肝脓肿明确诊断及治疗均有重要作用。

（三）肝血管瘤

1. 病理与临床

肝血管瘤是肝脏最常见的良性肿瘤，以肝海绵状血管瘤最常见。肝血管瘤以单发性为多见，10%左右可为多发性，常发生在肝右叶，可分布在肝一叶或两叶。患者一般无自觉症状。

血管瘤形成原因未明，有人认为是肝内血管结构发育异常所致，也有人认为与雌激素水平有关。本病中年女性多见，女性的发病率是男性的 6 倍。肿瘤较小者多为圆形，较大时，可呈椭圆或不规则形，并可向肝表面凸起。临床上患者多无症状，少数可出现上腹部不适等症状，肿瘤较大时可出现压迫症状。

2. 超声表现

（1）二维超声：肝血管瘤边界多清晰，23%患者可有分叶状或不规则边界。有时可见肝血管瘤边缘有小管道进入，呈现"边缘裂隙征"，后方回声可有不同程度的增强。较大且位置表浅的肝血管瘤通过轻按压腹壁可见瘤体外形发生改变，出现压瘪或凹陷等现象，放松后即恢复原状。肝血管瘤的回声类型主要有以下四种。①高回声型：最多见，其内部回声均匀，致密，呈筛孔状。②低回声型：较少见，近年来有增多趋势。多见于中等大小的肝血管瘤中，其内部以低回声为主，周边常有高回声条状结构环绕，呈花瓣状或浮雕状改变。③混合回声型：主要见于较大的肝血管瘤中，内有高回声、低回声及无回声等混合，呈现粗网络状或蜂窝状结构，分布不均，强弱不等。④无回声型：极少见，瘤体内无网状结构等表现，但透声较肝囊肿略差。

（2）彩色多普勒：尽管肝血管瘤内有丰富的血窦，但由于其内血流速度较低，彩色多普勒常不易测及其血流信号，血流检出率仅占 10%～30%。如有血流信号，则彩色多普勒显示其血流多在肿瘤的边缘部，偶可有较丰富的彩色血流包绕。脉冲多普勒可测及动脉血流，阻力指数多<0.6。

（3）超声造影：注射超声造影剂后，肝血管瘤的典型表现为动脉期呈周边环状增强，并逐渐呈结节样向中央填充，在门脉期病灶被完全或部分填充而呈团块状高回声或等回声。造影剂消退较慢，至延迟期可呈等回声改变。如肿瘤较大，病灶中央不完全填充，呈不规则形的无回声区。

3. 鉴别诊断

（1）肝癌：高回声型血管瘤的诊断较容易，但有时与高回声均质型肝癌较难鉴别。此型肝癌相对少见，内部回声比肝血管瘤更高，周边有浅淡晕环，可资鉴别。而低回声型肝血管瘤误为肝癌的比例较高，有报道误诊率可达30%。肝癌内部多为不均质回声，呈结节镶嵌状，如有晕环，容易鉴别。另外，肝癌在彩色多普勒上多能检测到高阻型动脉血流信号及超声造影呈"快进快出"的表现，对鉴别有很大帮助。

（2）肝局灶性结节性增生：常与低回声型肝血管瘤相混淆。该病灶常无周围高回声带环绕。彩色多普勒常在病灶中央出现分支状或轮辐状血流，对鉴别有很大帮助。

4. 临床价值

高回声型肝血管瘤由于其表现较典型，超声诊断符合率较高，可达95%以上。但低回声和混合回声型肝血管瘤由于其与原发性肝癌表现类似，容易引起误诊，彩色多普勒超声及超声造影的应用可提高低回声及混合回声型肝血管瘤的诊断符合率。

（四）肝局灶性结节性增生

1. 病理与临床

肝局灶性结节性增生，发病率占所有肝脏原发性肿瘤的 8%，是仅次于肝血管瘤的肝脏良性肿瘤，因其与原发性肝癌同样为富血供肿瘤，鉴别诊断有一定难度，因此近年来受到较多关注。目前认为该病是肝实质对先天存在动脉畸形的增生性反应，而不是真正意义上的肿瘤。男女患病比率为 1:6～1:8，尤其多见于生育期女性。病灶通常为单发并且一般直径＜5cm，边界清，无包膜，多位于肝包膜下并在肝脏表面形成脐凹，甚至突出表面呈蒂状。切面一般呈浅棕色或黄白色，很少见出血坏死。典型的病灶切面中央可见星状纤维瘢痕组织形成的间隔向四周放射，中央瘢痕包含畸形的血管结构，异常增粗的动脉随分隔进入病灶内部。本病的临床表现为非特异性，只有 20%的患者可有症状。较常见的是上腹不适、疼痛及上腹肿块，这些患者肿块均较大，少数患者可因肿块压迫门静脉，机械阻塞门静脉血流导致门静脉高压而引起一系列症状。

2. 超声表现

（1）二维超声：通常是低回声或等回声为主，很少为高回声，肿块内部回声可均匀或欠均匀，可有暗环。该病常伴有脂肪肝，多无肝硬化等肝病史。

（2）彩色多普勒：病灶血供一般较丰富，内部可见到线状或分支状彩色血流，特征性表现为有粗大的血管进入病灶中央，随后从中央呈轮辐状走向病灶周边，或呈星状血流。脉冲多普勒可测及动脉血流，RI 多＜0.6。

（3）超声造影：对肝局灶性结节性增生的诊断有较大帮助。病灶在动脉期早期快速增强，病灶从中央动脉向四周呈放射状灌注，动脉期晚期病灶为均匀的高回声，门脉期及延迟期则多为稍高回声或等回声改变，中央瘢痕在动脉期及门静脉期都是低回声。

3. 鉴别诊断

（1）原发性肝癌：常有肝硬化背景，肝内病灶常以不均匀低回声为主，彩色多普勒测及高阻型动脉血流，超声造影呈现典型的原发性肝癌"快进快出"的表现。

（2）肝血管瘤：典型者呈高回声，鉴别较容易。低回声型肝血管瘤与肝局灶性结节性增生在二维超声上鉴别有一定的困难，但彩色多普勒显示病灶无彩色血流或少部分出现周围线状血流对鉴别有帮助。

4. 临床价值

肝局灶性结节性增生是一种良性病变，临床上主张在诊断明确的状态下，除非破裂出血，一般建议保守观察随访，不需要手术切除。近年来随着超声技术的普及和推广，该病的发现率有逐年增多的趋势。以往对该病的认识不足常误诊为肝癌。近年来由于彩色多普勒超声的应用，尤其是结合超声造影技术，显著提高了该疾病的诊断准确性，使超声对该病诊断不亚于增强 CT 和 MRI，对临床决定治疗方式具有决定性作用。

（五）原发性肝癌

1. 病理与临床

原发性肝癌是我国常见恶性肿瘤之一，死亡率高，在消化系统恶性肿瘤死亡顺位中仅次于胃、食管而居第三位，在部分地区的农村中则占第二位，仅次于胃癌。我国每年 11 万人死于肝癌，占全世界肝癌死亡人数的45%。由于依靠血清甲胎蛋白（AFP）检测结合超声成像对高危人群的监测，使肝癌在亚临床阶段即可做出诊断，早期切除的远期效果尤为显著。加之积极综合治疗，使肝癌的5年生存率有了显著提高。原发性肝癌发病年龄多在中年以上，男多于女。原发性肝癌发病隐匿，早期无临床症状，有症时多已属中晚期，表现为中上腹不适、腹胀、疼痛、食欲缺乏、乏力、消瘦等，其他可有发热、腹泻、黄疸、腹腔积液、出血倾向以及转移至其他脏器而引起的相应症状。

原发性肝癌按组织学类型分为肝细胞、胆管细胞和肝细胞与胆管细胞混合型肝癌三类，其中肝细胞肝癌最多见，占90%以上。按病理形态肝癌分为三型。

（1）块状型：癌结节直径>5cm，其中>10cm者为巨块型，块状型肝癌有膨胀性生长的特点，邻近肝组织和较大的血管、胆管被推移或受压变窄形成假包膜，巨块型肝癌内部多伴出血、坏死。

（2）结节型：癌结节直径<5cm，可单发或多个，多伴有肝硬化。

（3）弥漫型：癌结节小，呈弥漫性分布，该型肝癌多伴有明显肝硬化，癌结节与周围肝组织境界不清，易与肝硬化混淆。

另外，将肝内出现单个癌结节且直径<3cm者，或肝内癌结节不超过2个且2个癌结节直径之和<3cm者称作小肝癌。近年来提出将单个肿瘤直径≤2cm肝癌定为微小肝癌。原发性肝癌极易侵犯门静脉分支，瘤栓可经门静脉系统形成肝内播散，甚至阻塞门静脉主干引起门静脉高压的表现；经淋巴转移可出现肝门淋巴结肿大，其次为胰周、腹膜后、主动脉旁及锁骨上淋巴结。此外，还可出现膈肌及附近脏器直接蔓延和腹腔种植性转移。

2. 超声表现

（1）二维超声：肝癌结节形态多呈圆形或类圆形，结节内部回声较复杂，大致可分为低回声型、等回声型、高回声型、混合回声型，而以低回声型和混合回声型较多见。癌结节内部回声多不均匀，部分肝癌具有周围暗环，有较高的诊断特异性。肝癌结节后方回声常可呈轻度增强变化，尤其是小肝癌。此外，大部分肝癌患者有肝硬化史。不同病理类型肝癌的超声表现也不尽相同，具有各自的特征。

块状型：块状型肝癌边界清楚，形态比较规则，周边常有声晕。病灶的内部回声多为混合回声。如果病灶由数个癌结节融合而成则边界不规则，癌肿内部出现结中结或马赛克样表现。周围肝组织内可出现肝内播散的卫星灶。

结节型：病灶可单发可多发，回声类型也比较多样，结节型肝癌的边界不及块状型清晰，周边可无声晕。

弥漫型：癌结节以不均匀低回声多见，少数为高回声。此型癌肿与周围肝组织边界不清且多伴有明显肝硬化，有时声像图上难以区分癌结节与肝硬化结节，仅表现为肝内回声强弱不等，诊断较为困难。但本型肝癌较常出现侵犯门静脉分支形成瘤栓，故超声发现门静脉内栓子时应警惕存在弥漫型肝癌的可能。

肝癌间接征象：①瘤栓：原发性肝癌易发生门静脉瘤栓，表现为血管内团块状低、中等回声；瘤栓亦可出现在肝静脉或肝管内及下腔静脉内等。②肝表面局限性膨隆：较大或位于肝包膜下的癌肿可引起局部肝包膜膨隆，二维超声上出现驼峰征。癌肿临近肝缘处可使肝缘变钝。③肝内管道受压：由于癌肿的压迫、推移可造成肝内血管走行移位、管腔受压变细。癌肿压迫肝内胆管可引起远端肝内胆管扩张。

（2）彩色多普勒：①富血供型：较常见，即使是小肝癌内也多可检出彩色血流，癌结节内部和周边出现线状、分支状彩色血流，脉冲多普勒可检测到动脉血流，RI>0.6。②少血供型：肿瘤内部无血流信号，脉冲多普勒也不易检测到动脉血流。此型较少见。

（3）超声造影：常见表现为快进快出，即注射造影剂后，在动脉期早期（10～20秒）病灶出现整体均匀增强，早于并强于周围肝实质，如病灶有坏死可呈现不均匀增强。随后，病灶回声快速消退，在门脉期及延迟期病灶常呈低回声改变，这种较典型的超声造影表现对诊断肝癌有较高的特异性和敏感性。

3. 鉴别诊断

（1）肝血管瘤：如肝血管瘤为网状高回声，边界呈花瓣样改变时诊断较容易，但有些肝血管瘤可出现不均匀低回声及晕环样改变，在二维超声上较难与原发性肝癌鉴别。但肝血管瘤的彩色多普勒显示病灶内无彩色血流信号，或超声造影显示周围向中央的增强方式，有利于二者的鉴别。

（2）肝脓肿：由细菌或阿米巴原虫感染引起的肝内局灶性炎性改变，呈单发或多发。较典型时，壁厚，内膜粗糙呈虫蚀状，为无回声或不均匀回声团块，诊断较容易。然而，随着近年来抗生素的广泛应用，肝脓肿的超声和临床表现常不典型，声像图显示肝内有单个比正常组织回声稍低的区域，分布不均匀，边界模糊，包膜较薄，用常规二维超声诊断较困难，彩色多普勒显示内部有条状彩色血流，脉冲多普勒可测及动脉血流，阻力指数较低，以及超声造影显示蜂窝状增强改变对诊断有积极意义。

4. 临床价值

早期发现、早期治疗原发性肝癌是提高肝癌患者生存率的关键。随着超声仪器分辨力的不断提高，原发性肝癌的检出率也逐年上升，尤其是小肝癌，有报道可达70%～90%，结合彩色多普勒超声可使肝癌的诊断符合率大大提高。近年的实时超声造影技术，能够动态、实时地显示肝脏内病灶的动态血流灌注增强变化过程，明显提高了肝脏占位性病变的显示率，可显示毫米级的微小肝癌，可与增强CT和MRI相媲美。因此，超声检查被认为是肝癌检查的首选方法。超声除了能够明确肿瘤性质外，还能显示肝癌与血管的关系、血管受侵程度及周围脏器情况，为临床选择治疗方案提供了可靠的依据。有文献报道即使对2cm以内的微小肝脏局灶性病变，超声造影诊断的准确性亦可达到91.7%。超声还可用于肝癌术后的随访，观察治疗有无复发，判断疗效等。

（六）转移性肝癌

1. 病理与临床

肝脏是人体最大的实质性脏器，血供丰富，是恶性肿瘤最常见的转移部位，尤以消化道和盆腔癌肿向肝转移为多见，多经门静脉、淋巴管及肝动脉转移至肝内，亦可直接侵犯肝脏。转移性肝癌大体病理与原发病灶基本一致，但大小不定，数目不等，可呈单个或多个孤立结节或全肝弥漫性分布大小不等的结节。癌结节多较硬，如有中央出血坏死则可较柔软，在肝表面可形成特征性的脐状凹陷，其肝组织较少伴有肝硬化。临床上，早期多无明显症状，多因术前常规检查而发现。在临床过程中可仅有原发癌的表现而无肝脏受累的症状。当发生肝广泛转移时，可出现上腹胀痛、发热、腹腔积液等表现。

2. 超声表现

（1）二维超声：转移性肝癌在二维超声上表现各异、形态不一，小者多呈圆形，大者呈椭圆形或不规则形，并可向肝表面凸起。转移灶较多时，病灶可弥漫性分布或融合成团块，边界多清晰而光整，可呈不规则形。转移癌可呈高回声，亦可呈斑块状，内部分布不均，边界多不规则，周边常有细薄的暗环，即晕环，部分病灶后方回声轻度衰减。在较大转移性肝癌中，可出现多结节相互融合形似葡萄，故名为葡萄串征。混合回声型呈环状高回声，中央为无回声型，亦可强弱不均，呈条状分隔型。多发者有时可呈弥漫浸润型，表现为肝内弥漫分布的细小转移灶，呈较密集的、均匀分布的细小点状回声，肝内回声粗乱，肿瘤的形状、边界均不清，呈现肝大变形。转移瘤较大时常挤压或推移门静脉、肝静脉、下腔静脉，使其管腔显示不清，但较少出现血管内瘤栓现象，可在肝门及胰腺、腹主动脉周围出现淋巴结肿大，多呈低回声，并可相互融合。如能发现原发灶，如肾、胰、膀胱、附件等处的异常回声肿块，对支持肝内转移有肯定作用。

（2）彩色多普勒超声：转移性肝癌多具有原发灶肿瘤的血供特点，不同组织来源及分化程度不同的转移性肝癌，因其血供不同，彩色多普勒超声表现也有所不同。彩色多普勒常显示转移性肝癌有少量彩色血流（相对于原发性肝癌），多为点线状，显示率可达 67%～80%，较原发性肝癌显示率为低；脉冲多普勒亦可测及动脉血流，阻力指数多高于肝脏良性肿瘤（>0.6）。

（3）超声造影：注射造影剂后，转移性肝癌常在动脉期呈快速环状增强或整体增强为主，且消退较快，常在动脉晚期或门脉早期病灶即呈低回声表现，出现消退的时间明显比原发性肝癌为早。

3. 鉴别诊断

（1）原发性肝癌：常有肝硬化史。单发相对较多。彩色多普勒显示彩色血流较丰富，并检测出高阻力型动脉血流。超声造影常呈整体增强，并且消退较快。

（2）肝脓肿：临床上常有发热、外周血白细胞升高等表现。二维超声多为单一低回声不均质型为主，边界常模糊，无晕环。彩色多普勒可显示病灶内有少量彩色血流，脉冲多普勒多测及动脉血流，但阻力指数常较低。超声造影常呈无回声或蜂窝状回声改变，对明确诊断有帮助。

4. 临床价值

超声检查中，如发现肝内出现多个有晕环的高回声团块、中央液化的环状高回声团块、散在分布 0.5～2cm 的低回声或多种回声型的团块，应考虑转移性肝癌的可能。此时，应尽量寻找原发灶，或结合其原发病的病史以明确诊断。由于超声检查的局限性，常不易检出原发灶，加之转移性肝癌多为散在分布，声像图上表现多样，有时即使同一种转移癌亦可有多种不同表现。因此，要从超声表现来推断原发于何种脏器，实际上是困难的。CT 和 MRI 对转移性病灶的特异性高于常规超声检查。而超声造影能大大提高转移性肝癌的定性诊断准确性和检出率。有报道在一组转移性肝癌的检出率比较中，超声造影比常规超声多检出 30%左右的转移灶。因此，对于转移性肝癌的诊断，还需结合临床检查及多种影像技术综合判断。

（七）肝包虫病

1. 病理与临床

肝棘球蚴病又称肝包虫病，是畜牧地区常见的寄生虫病，多流行于我国西北地区和内蒙古、四川等地区。由于其幼虫主要寄生于肝脏，故又称肝包虫病。临床上又以细粒棘球绦虫所致的肝包虫囊肿为多见，其多为单发，生长缓慢。患者常具有多年病史、病程呈渐进性发展。就诊年龄以 20～40 岁为最多。初期症状不明显，可于偶然中发现上腹包块开始引起注意。

2. 超声表现

（1）二维超声：肝包虫囊肿表现根据其发病过程可进行如下分型。

单囊型：表现为肝内出现单个圆形或类圆形无回声区，边界清晰光滑，囊壁增厚完整，为中高回声，壁厚 3～5mm，可呈双层，两层之间的无回声间隙通常＜1mm，囊肿后方回声增强。同时可出现细小的点状反射堆集于囊底，随体位改变而漂浮，形成飘雪征。

多囊型：表现为大的囊肿内有多个大小不等圆形小囊，呈葡萄状或蜂窝状，偶见小囊中又含有更小小囊，形成肝包虫病特征性表现囊中囊征象。

混合型：多由于老化和机械、化学损伤以及感染使包虫囊肿出现一系列变性、退化、坏死等改变，超声可显示内囊分离、内囊破裂塌陷、囊实变及实变等改变，呈现高低不等、点状和片状回声夹杂的混合回声团块。

（2）彩色多普勒超声：均表现为无彩色血流信号，但在病灶并发感染则可在炎性区出现彩色血流。

（3）超声造影：为病灶未见增强，呈无回声团块，境界清楚。

3. 鉴别诊断

（1）肝囊肿：呈圆形、无回声团块，囊壁薄而清晰，后方有增强，内常无分隔。

（2）肝脓肿：常有较厚但厚薄不均的脓肿壁，脓肿腔内可有无回声或低回声，彩色多普勒常能在实质部分或囊壁上测及彩色血流信号。

4. 临床价值

肝包虫病有明显的畜牧接触史。超声上的特征性表现"囊中囊"、内囊分离、破裂、内壁钙化等使其诊断符合率可达 97%。因此，超声是肝包虫病检查的首选方法。在流行地区进行普查，对早期发现和早期治疗具有积极意义。超声引导下对肝包虫囊肿进行穿刺抽吸引流，并注入乙醇、甲醛等进行硬化治疗是一种有效的治疗方法。

五、肝脏弥漫性病变

肝脏弥漫性病变常见的有脂肪肝、肝硬化、血吸虫肝病、瘀血性肝病等。

（一）脂肪肝

1. 病理与临床

脂肪肝是指由于各种原因引起的肝细胞内脂肪堆积过多的病变。脂肪性肝病正严重威胁国人的健康，成为仅次于病毒性肝炎的第二大肝病，已被公认为隐蔽性肝硬化的常见原因。脂肪肝是一种常见的临床现象，而非一种独立的疾病。一般而言，脂肪肝属可逆性疾病，早期诊断并及时治疗常可恢复正常。其临床表现轻者无症状，重者常有上腹不适，食欲缺乏，肝功能异常等改变，确诊脂肪肝多靠肝穿刺活检。

2. 超声表现

（1）二维超声：肝内弥漫性密集、细小点状回声，呈明亮肝。肝区回声分布不均匀，近部回声增高，深部回声明显衰减。肝内血管结构清晰度明显降低，纹理不清，严重者可无法显示。肝脏大小可正常，或轻至中度肿大。有时表现为肝内脂肪堆积，局限于肝的一叶或数叶，呈不规则分布，可呈相对稍高回声，也可呈相对低回声区，边界较清楚，后方无衰减，周围无声晕，称为非均匀性脂肪肝，此时需与肝内局灶性病变鉴别。

（2）彩色多普勒超声：由于脂肪肝造成的声衰减，彩色多普勒显示肝内血流信号较正常明显减弱，出现门静脉、肝静脉等血流颜色变暗、变少，甚至消失。而脉冲多普勒显示的血流频谱形态仍为正常。而非均匀性脂肪肝，彩色多普勒常无彩色血流显示。

（3）超声造影：主要用于鉴别非均匀性脂肪肝与局灶性肝病。注射造影剂后，肝内不均匀脂肪区域出现与周围肝实质同步增强和同步减退，呈等回声，在动脉期和门脉期未见异常回声区。

3. 鉴别诊断

（1）肝癌：低回声型小肝癌容易误诊。其常呈圆形，可有晕环，彩色多普勒常能显示高阻力性动脉彩色血流。

（2）肝血管瘤：与低回声型肝血管瘤鉴别有一定困难。血管瘤常有周围高回声带环绕，内部可呈细网状，彩色多普勒可无彩色血流或仅在周边出现彩色血流，并能测及动脉血流，阻力指数常<0.6。

4. 临床价值

弥漫性脂肪肝在常规二维超声上具有一定的特征，诊断较容易，其诊断的准确性可达80%以上。但对非均匀性脂肪肝，有时单凭常规超声诊断较困难，超声造影对其鉴别诊断具有决定性的意义，诊断符合率可达98%以上。

（二）肝硬化

1. 病理与临床

肝硬化是一种常见的慢性肝病，可由一种或多种原因引起肝脏慢性损害，肝脏呈进行性、弥漫性、纤维性病变。具体表现为肝细胞弥漫性变性坏死，继而出现纤维组织增生和肝细胞结节状再生，这三种改变反复交错进行，结果肝小叶结构和血液循环途径逐渐被改建，使肝变形、变硬而导致肝硬化。本病早期无明显症状，后期则出现一系列不同程度的门静脉高压和肝功能障碍，直至出现上消化道出血、肝性脑病等并发症。

2. 超声表现

（1）二维超声：早期肝硬化肝脏无特异的声像图表现。典型肝硬化时，肝脏体积缩小，左右叶均缩小或左叶代偿性增大。肝包膜呈锯齿状，边缘角变钝或不规则。肝区回声增强，分布不均，部分呈颗粒状、结节状，可表现为低回声或高回声结节，多在0.5～2.0cm。肝内血管粗细不均或纹理紊乱，肝静脉常变细，门静脉可增宽，肝动脉可代偿性增宽。脾大、腹腔积液、胆囊壁增厚。

（2）彩色多普勒：彩色多普勒显示门静脉扩张（直径达到或超过1.3～1.5cm），颜色可变暗；脉冲多普勒显示门静脉血流速度降低，部分呈双向甚至反向的离肝血流，个别门静脉内可有血栓形成；肝动脉在彩色多普勒上较正常者易显示或增宽，脉冲多普勒显示其流速增高，且RI亦增高；彩色多普勒显示肝静脉变细、颜色变暗，脉冲多普勒显示其流速减低，呈类似门静脉血流。同时，彩色多普勒还可显示脐静脉重开，并可见该彩色血流与门静脉矢状段囊部血流相通，腹壁静脉曲张，食管胃底静脉曲张，脾静脉增宽等。

3. 鉴别诊断

（1）原发性胆汁性肝硬化：是一种原因未明的慢性进行性胆汁淤积性肝脏疾病，其特点为肝内胆管非化脓性炎症，并伴有胆管破坏、门静脉周围炎症及肝实质碎屑状坏死，最后可发展为肝硬化和门静脉高压。超声主要表现：肝脾大，肝实质回声可增高、增粗、分布不均；肝内外胆管可不扩张，但肝内可见散在的等号样回声，胆囊显示不清；肝门处可显示肿大的淋巴结。

（2）酒精性肝硬化：乙醇可引起脂肪肝、肝炎和肝硬化，超声显示肝脏径线可增大或缩小，形态失常，肝区光点密集、增粗，严重者可呈低回声结节；同时，酒精性肝硬化常因脂肪肝而呈现肝内弥漫性散射，后方衰减。如出现门静脉高压，则可出现脾大、腹腔积液、侧支循环建立等超声表现。

4. 临床价值

常规超声对典型的肝硬化诊断较容易，尤其是已形成门静脉高压者，其诊断肝硬化的准确性可达85%以上。但是，在早期肝硬化或肝纤维化时，常规超声诊断较困难，需经超声引导下肝穿刺活检才能确诊。此外，彩色多普勒超声通过门静脉系统的检测可评估门静脉高压形成与否及严重程度，并可判断其侧支循环形成的情况及治疗后的疗效判断等。

（三）血吸虫肝病

1. 病理与临床

我国多以日本血吸虫感染为主，虫卵随门静脉血流入肝，抵达门静脉小分支，在门管区等处形成急性虫卵结节，故在肝表面和切面可见粟粒或绿豆大结节，肝细胞可有变性，小灶性坏死与褐色素沉着。后期可见门静脉周围有大量纤维组织增生，形成肝硬化，较大门静脉分支管壁增厚，管腔内血栓形成。临床表现多有疫水接触史。急性期患者可发热、头痛、荨麻疹、腹痛、腹泻、肝脾大等，严重者可出现毒血症等。慢性者可无任何症状或仅有腹泻伴里急后重、肝脾大等表现。

2. 超声表现

（1）二维超声：血吸虫肝病在急性期缺乏特征性变化，主要为肝轻度肿大，以左叶明显，肝区呈较密中小点状回声。彩色多普勒未显示异常改变。在慢性期和后期可表现为肝叶比例失调，左叶增大，表面高低不平可呈结节状；肝内呈密集中等或较大的高回声斑；也可呈现高回声纤维条索或网格样结构将肝实质分隔成不同大小的区域，类似地图，故称地图肝。同时，门静脉管壁可增厚变亮，脾显著增大。晚期可出现肝硬化、门静脉高压、腹腔积液等改变。

（2）彩色多普勒：主要显示晚期门静脉高压的征象，包括门静脉血流降低、血流反向、静脉曲张等。

3. 鉴别诊断

（1）原发性肝癌：血吸虫肝病中的纤维化如整体分布差异较大时，可在高回声网络中形成低回声的假性占位性病变，尤其是网络结构回声较低时，更易误为肝癌。但肝癌呈低回声者有一定的立体感，或有晕环等，彩色多普勒超声能在瘤体内测及动脉血流可资鉴别。

（2）肝血管瘤：低回声型肝血管瘤酷似血吸虫肝病网络中的低回声，鉴别较为困难。但该型血管瘤回声应更低，整体观察可显示该肝血管瘤与其他网络区肝回声仍有一定差异。彩色多普勒常可在周边出现彩色血流，而超声造影可出现典型的周围向中央的增强方式，可明确诊断。

4. 临床价值

由于日本血吸虫成虫寄生在门静脉系统引起肝脏病变，早期超声诊断困难，应结合临床表现及其他实验室检查。但在慢性和后期期血吸虫肝病超声图像上具有一定特征，诊断符合率较高。对慢性血吸虫肝病的表现，超声有较高的特异性和敏感性。对典型的慢性血吸虫肝病超声诊断并不困难。

（四）瘀血性肝病

1. 病理与临床

瘀血性肝病是右心衰竭最重要和较早出现的体征之一。主要是由于右心衰竭导致静脉回流受阻，使下腔静脉、肝静脉等压力升高，继而肝内中央小静脉扩张、瘀血使其周围肝细胞发生缺血、缺氧、坏死和结缔组织增生等病理改变。临床上可在短时间内迅速加重原有症状，肝脏急剧增大，肝包膜迅速被牵张，疼痛明显，并出现黄疸、转氨酶升高、腹腔积液等征象。

2. 超声表现

（1）二维超声：肝脏径线增大、肝静脉增宽（多达到或超过10～12mm）、下腔静脉增宽（前后径多＞18mm），其波动现象减弱或消失，并时而可见腔内由于血流速度缓慢所致的云雾状回声；肝内回声密集增强，病程长者可增粗增强。同时，还可发现肾静脉和下肢静脉内径均增宽，门静脉内径可在正常范围内。

（2）彩色多普勒：下腔静脉和肝静脉内的血流颜色变暗，闪烁现象变弱；脉冲多普勒显示肝静脉的离肝血流及下腔静脉回流速度降低，并且其两相或三相波形减弱甚至消失。

3. 临床价值

超声对心源性肝大的诊断有较高的特异性，如出现肝大和下腔静脉扩张则基本可确立诊断。彩色多普勒为进一步确定诊断及分析病因提供了更多的依据。

第二节　胆道系统

一、解剖概要

胆道系统由胆囊和胆管组成，胆囊的主要功能是储存并浓缩胆汁，调节胆汁的排放，并具有分泌功能。胆管是一组自肝脏到十二指肠的管道结构，分为肝内胆管和肝外胆管两部分。胆管的主要功能为将肝脏分泌的胆汁经各级胆管输送到十二指肠。

（1）胆囊：胆囊为梨形的囊性器官，位于肝右叶脏面的胆囊窝内。胆囊分为底、体和颈三部分，胆囊颈部和胆囊体部连接处膨大，称为哈氏囊（Hartman囊），胆囊结石常滞留于此处。胆囊大小不固定，随着囊壁的收缩和舒张而改变，正常胆囊长径一般50～80mm，横径30～40mm。胆囊壁自内向外由黏膜层、肌层和外膜层构成，厚度＜3mm。

（2）胆管：胆管分为肝内胆管和肝外胆管两部分。肝内胆管由毛细胆管、小叶间胆管及逐渐汇合而成的左右肝管组成，左右肝管在肝门部汇合成肝总管，汇合部以上的部分为肝内胆管。肝外胆管包括肝总管、胆囊管和胆总管。肝总管内径4mm，在肝十二指肠韧带外缘走行，位于肝固有动脉的右侧和门静脉的右前方；胆囊管由胆囊颈弯曲延伸形成，长4cm，胆囊管与肝总管平行下降后汇合成胆总管；胆总管内径＜0.6cm，胆总管分为四段：十二指肠上段、十二指肠后段、胰腺段和壁内段。十二指肠壁内段与胰管汇合，形成肝胰壶腹（Vater 壶腹），开口于十二指肠乳头。

胆道系统的基本血供来自肝右动脉、胆囊动脉和十二指肠后动脉或胰十二指肠后上动脉。

二、超声检查技术

1. 患者准备

患者空腹 8 小时以上，检查前一天少吃油腻食物，前一天晚上清淡饮食。禁止服用影响胆囊收缩的药物。检查前三天要避免行胃肠钡餐和胆道 X 线造影检查。对于已做了胃镜、结肠镜检查者需两天后再做超声检查。

2. 体位

（1）仰卧位：是胆道系统检查最常用的体位。检查时患者仰卧，充分暴露上腹部，平静呼吸。如果患者肝、胆位置较高或者胃腔气体较多，可嘱患者深吸气检查。

（2）左侧卧位：也是胆道系统检查常用的体位，是一个必要的补充体位。患者向左侧卧 40°左右，该体位能够提高肝外胆管的显示率，并且有利于发现胆囊颈部结石以及追踪肝外胆管中下段病变。

（3）坐位、半坐位或者直立位：可使肝脏和胆囊的位置下移，适用于肝、胆位置较高或过度肥胖的患者，对于胆囊颈部的小结石可以借助患者体位的变动观察胆囊结石的移动情况。

另外还有右侧卧位、膝胸位等体位。以上这些体位应根据不同体型的患者和检查时不同的情况灵活运用，目的是设法使声束能够顺利到达所要检查的结构，提高诊断的阳性率和可靠性。

3. 仪器

超声检查胆道系统常用凸阵探头，也可采用线阵、扇形探头，探头频率因人而异：成人一般选用 3.5MHz 探头，体型肥胖者可选用 2～2.5MHz 探头，体型瘦弱者或少年儿童可选用 5MHz 探头。另外根据仪器和探头频率的不同，还应调节总增益、深度增益补偿等，并根据患者体型及胆囊距离体表的距离调节聚焦深度。

4. 检查方法

（1）右上腹腹直肌外缘纵切面：可显示胆囊纵断面，沿该轴做纵断与横断，能显示胆囊、肝脏和肝门解剖结构。

（2）右肋缘下斜切面：可显示右肝、门静脉右支及右前支和右后支，右肝管和胆囊。

（3）右肋间斜切面：可显示右肝、胆囊以及与门静脉右支伴行的右肝管直到肝总管。尤其适用于胆囊和肝门部结构在肋缘下扫查显示不满意者。对胆囊颈部显示也较好。

（4）右上腹正中旁斜—纵切面：可获得肝外胆管的纵断图像，当肝外胆管扩张时，沿其延伸方向扫查，可追踪至胰头。

（5）剑突下横切面：可显示左肝、左肝管、门静脉左支矢状部。门静脉左支矢状部"工"字特征是查找肝管和肝门的重要解剖标志。

三、正常超声表现

（1）胆囊：胆囊纵切面呈梨形，横切面呈圆形或椭圆形。正常胆囊轮廓清晰，囊壁回声较肝脏略高，囊壁光滑整齐。胆囊腔内呈无回声，后方回声增强，侧壁可有边缘折射声影，显示为典型的囊性结构。

正常胆囊长径一般为 50～80mm，横径一般为 30～40mm。正常胆囊壁的超声测量宜选择胆囊体部前壁进行测量，其厚度不超过 3mm，多数<2mm。

胆囊的纵轴指向肝门，胆囊颈部位置较深，邻近门静脉，胆囊颈部有哈氏囊，自胆囊颈部至门静脉的右支或门静脉主干之间的肝裂内有脂肪组织和结缔组织，声像图表现为一条连接胆囊颈部和门静脉右支根部间的线状强回声带，这是识别胆囊解剖位置的重要标志。

（2）肝内胆管：声像图上一般只能显示一、二级肝内胆管即肝总管和左右肝管，二级以上的肝内胆管分支超声往往难以清晰显示。左右肝管位于门静脉左右支的前方，内径为 2mm 或小于伴行门静脉内径的1/3。门静脉的左支、矢状部及外侧支的分支构成特征性的工字形结构。

（3）肝外胆管：肝外胆管分为上下两段，上段与门静脉伴行，下段与下腔静脉伴行，包括肝总管和胆总管，通常以肝动脉为标志区分肝总管与胆总管。肝外胆管上段因为有肝脏作为超声窗，并且有伴行的门静脉作为解剖标志，因此易于显示。其纵断面图像表现为位于门静脉前方的管道，与门静脉平行形成双管结构，其内径小于伴行门静脉的 1/3。肝外胆管下段位置较深不易显示，采用探头加压扫查，饮水或超声成像剂充盈胃窦和十二指肠等方法可提高显示率。成人正常肝总管的内径不超过 4mm，胆总管内径不超过 6mm。

四、胆囊疾病

（一）先天性胆囊异常

1. 病理与临床

先天性胆囊异常的种类较多，但均较少见，且无症状。其主要的先天性异常大致可分为四类：位置异常，胆囊呈悬垂位、横位、凸向网膜孔或位于肝实质内（称为肝内胆囊），胆囊的位置异常易被误诊为囊肿或其他含液性病变；数目异常，如先天性胆囊缺如、双胆囊；形态异常，皱褶胆囊、双房胆囊、胆囊憩室等；体积异常，如巨胆囊。上述几种异常可单独或同时存在。

2. 超声表现

（1）皱褶胆囊：是先天性胆囊异常中最常见的一种。超声显示在胆囊体底部之间或颈体之间有强回声皱襞，胆囊被分隔成两个腔，但仔细扫查及多个断面观察，可以发现两个腔之间是相通的。

（2）双胆囊：较少见。在胆囊区域超声显示有两个相互独立、分离而各自完整的胆囊。两个胆囊可以大小相似或者一大一小，在多个体位或多个切面观察两个胆囊之间是不相通的，而且边缘是完整的。

（3）胆囊憩室：胆囊壁局部向外凸起，形成一个圆形的囊腔，通常 1cm 大小，此囊腔与胆囊腔相通，憩室内常有小结石。一般胆囊形态、大小显示正常。

（4）胆囊缺如：极少见。胆囊窝内未见胆囊声像图，经过仔细扫查后周围仍找不到胆囊，如果排除其他因素可考虑胆囊缺如，但最后确诊有赖于 X 线胆道造影。

（5）双房胆囊：胆囊窝内可见两个相互独立、分离而又有各自完整的囊腔，中间有完整的强回声分隔，其间的纵隔回声在胆囊颈部有缺损，两腔相通。

3. 鉴别诊断

双房胆囊有两个相互独立、分离而又有各自完整的囊腔，中间有完整的强回声分隔，其间的纵隔回声在胆囊颈部有缺损，两腔相通。胆囊憩室是胆囊壁局部向外凸起，形成一个圆形的囊腔，与胆囊腔相通。皱褶胆囊是胆囊的体底部之间或是颈体部之间有强回声皱襞，胆囊被分隔成前后两个腔，两腔间相通。

4. 临床价值

超声可作为各种胆囊先天性异常的首选检查，但有时由于受肠襻伪象、肠腔气体回声、肥胖等因素影响，超声探查囊腔结构、胆囊颈及囊腔与胆道关系比较难，易出现误诊或漏诊，此时可以选择其他检查如胆囊造影、静脉胆道造影、CT 等做出诊断。

（二）胆囊结石

1. 病理与临床

发生于胆囊内的结石称为胆囊结石，胆囊结石是最常见的胆囊疾病。根据结石的化学成分，通常分为以下三类。

（1）胆固醇结石：主要成分是胆固醇，多呈球形或卵圆形，常为单发，直径较大 0.5～5cm，含钙少，X 线平片不显影。因其比重小可以在胆汁中漂浮。

（2）胆色素结石：胆囊内发生较少，大部分分布于胆管内。主要成分为胆色素，数目较多。X 线平片可显影。

（3）混合性结石：胆囊结石中最多见，主要成分由胆色素、胆固醇和钙盐以不同比例组成，呈不同颜色的多面形，常为多发，体积小一般不到 $1cm^3$，X 线平片显影。

胆道系统结石的形成与胆囊的功能状态密切相关，可分为三个阶段：胆汁饱和（或）过饱和，起始核心的形成，逐渐形成结石。

胆囊结石与胆囊炎往往同时存在，并且互为因果。本病任何人群均可发生，但好发于多产、肥胖的中年女性。发生胆囊结石患者可长期无自觉症状，合并慢性胆囊炎时多表现为右上腹不适、隐痛和消化不良等症状，胆囊结石嵌顿时可出现右上腹剧烈绞痛并向右肩部反射。如果继发感染可出现化脓性胆囊炎症状，需要及时诊治。

2. 超声表现

胆囊结石的声像图表现可以分为典型和非典型两大类。

（1）典型胆囊结石：具有以下三大特征。

胆囊腔内出现形态稳定的团状强回声：由于结石的形状、组成成分和种类不同，强回声形态也存在差别。一般较大而孤立分布的强回声多呈新月形、半圆形或圆形团状强回声；体积较小的多发结石，堆积于胆囊后壁时形成一片强回声带，不易分辨结石数目。

强回声后方伴有声影：结石后方出现一条无回声带即为声影，是超声束在通过结石的途径中由于反射、衰减和折射等作用所致。结石的声影边缘锐利，宽度与结石的宽度基本一致，这可以与胃肠气体形成的声影相鉴别。声影的出现对诊断胆囊结石，特别是较小的结石有重要的价值。

强回声随体位改变而移动：由于多数结石的比重大于胆汁，仰卧位时结石沉积于胆囊后壁，当患者改变体位时，容易引起结石的移动。利用这个特点可以鉴别胆囊结石和胆囊内新生物。

（2）不典型胆囊结石的声像图表现：①充满型胆囊结石：胆囊内胆汁较少或无胆汁，胆囊腔的无回声区消失，胆囊无正常的轮廓或形态，声像图仅表现为胆囊前壁呈弧形或半月状的强回声带，后方伴较宽声影，致使胆囊后壁不显示。另外，此型胆囊结石还有一种特征性的声像图表现：囊壁结石声影三联征（WES 征：wall-echo-shadow 征），前方为增厚胆囊壁的弱回声包绕中间结石的强回声，后方伴有声影。②胆囊颈部结石：胆囊颈部结石未嵌顿时，结石在周围胆汁的衬托下易于显示，表现为强回声后方伴有声影；胆囊颈部结石嵌顿时，周围无胆汁的衬托，结石的强回声显示不清，造成诊断困难，但结石后方的声影仍可显示，借此可确诊。③泥沙样胆囊结石：主要成分为胆色素，由于结石质地较松软，常呈泥沙样而得名。声像图表现为沿胆囊后壁分布的厚薄不一的强回声带及后方较宽的声影。④胆囊壁内结石：胆囊壁常增厚，壁内可见单发或多发的微小强回声斑，后方出现多重反射回声，类似彗尾征，改变体位时结石不移动。

3. 鉴别诊断

典型胆囊结石一般不难诊断，对于不典型胆囊结石要和胆囊其他疾病相鉴别。胆囊颈部结石要和胆囊周围肠气、颈部钙化淋巴结等相鉴别；胆囊内泥沙样结石需和稠厚胆汁、囊腔内脓团等鉴别；后方不带声影的结石要和胆囊内新生物鉴别；充满型胆囊结石由于胆囊腔内无胆汁成分，易于与周围胃肠道气体的强回声形成的后方声影相混淆，应引起重视。

4. 临床价值

国内外资料证明，在胆汁充盈状态下，超声诊断胆囊结石已达到较高的水平，尤其是对 X 线造影胆囊不显示的病例，超声检查对临床确诊有很大帮助。

（三）急性胆囊炎

1. 病理与临床

急性胆囊炎是由胆囊管梗阻、细菌感染或胰液反流等原因引起的胆囊急性炎症性病变，大多数由结石嵌顿引起。根据炎症程度的不同，可分为三种类型：单纯性胆囊炎、化脓性胆囊炎和坏疽型胆囊炎。主要的临床特征是右上腹持续性疼痛并阵发性加剧、发热、右上腹压痛，Murphy 征阳性，严重者可有轻度黄疸和腹膜刺激症状。

2. 超声表现

（1）胆囊肿大：胆囊外形饱满，体积增大，长径和横径均增大，横径增大更有诊断意义，急性胆囊炎时横径常超过 4cm。

（2）胆囊壁增厚：增厚呈弥漫性，强回声，其间出现间断或连续的弱回声带，形成胆囊壁的双边影表现。此是胆囊壁水肿、出血和炎性细胞浸润等改变所致。囊壁内膜面毛糙。重症急性化脓性胆囊炎超声可表现为双层或多层弱回声带，此是多层水肿和出血带所致。当肿大的胆囊突然变小，胆囊壁中断，周围有积液时，为胆囊穿孔的表现。

（3）胆汁浑浊：胆囊内透声差，充满稀疏或密集的细小或粗大光点，呈斑片状或絮状，无声影，有移动性，有时可表现为沉积性回声光带。

（4）超声 Murphy 征阳性：由于胆囊肿大，当探头接触胆囊区域时患者有明显的触痛，或将探头深压胆囊区域的腹壁时嘱患深吸气，患者感触痛加剧并突然屏气不动，这对确诊急性胆囊炎具有很高的临床意义。

（5）胆囊结石：急性胆囊炎多伴发结石，常嵌顿于胆囊颈部或胆囊管。

（6）胆囊周围炎：急性胆囊炎发生穿孔时可显示胆囊壁的局部膨出或缺损，以及胆囊周围的局限性积液。

3. 鉴别诊断

某些慢性胆囊炎可以表现为囊壁增厚、壁内出现暗带、囊腔内出现回声，类似急性胆囊炎的表现，但慢性胆囊炎往往壁厚而腔小，张力并不大，并且超声 Murphy 征阴性。

急性病毒性肝炎、低蛋白血症等均可引起胆囊壁增厚，但胆囊一般并不明显肿大，超声 Murphy 征阴性，病史与临床表现也不相同。

4. 临床价值

超声检查在急性胆囊炎诊断和病因诊断以及并发症诊断中，是一种快速方便有效的方法，超声可以测量胆囊体积大小，囊壁厚度，胆汁的回声情况，而且可以对以上指标进行随访，并可为临床观察急性胆囊炎病情变化提供依据。

（四）慢性胆囊炎

1. 病理与临床

慢性胆囊炎是最常见的胆囊疾病，常与胆道结石并存。可由急性胆囊炎反复发作演变而来，也可能是长期胆结石形成的慢性刺激和化学损伤的结果。炎症反复发作使胆囊壁增厚、囊壁纤维组织增生及慢性炎性细胞浸润，从而引起胆囊的收缩功能减退或丧失，最终胆囊萎缩变小。胆囊与周围组织发生粘连时，会造成胆囊管阻塞，胆汁不能进入胆总管，但是胆囊黏膜继续分泌黏液引起胆囊积液。多数患者无特异性症状，部分患者有急性胆绞痛病史，可有非特异性的腹痛症状，以及腹胀、呃逆或厌油等消化不良症状。超声检查时偶尔发现，临床表现与病理改变的严重程度可能不一致。

2. 超声表现

（1）慢性胆囊炎病程初期，胆囊体积无明显变化或可增大，超声成像难以发现和识别；病程时间较长、反复发作后可见胆囊缩小变形，甚至呈实质性团块状强回声，当胆囊腔内充满结石时表现为"WES"征，即囊壁、结石、声影三联征。

（2）胆囊壁增厚，毛糙，回声增强。慢性胆囊炎急性发作时胆囊壁增厚可呈"双边"影。

（3）胆囊内透声差，囊腔内出现沉积状回声，改变体位时可见其缓慢移动和变形，为陈旧、稠厚胆汁或炎性胆汁团的表现。胆囊内伴有结石者，囊腔内还可见团块状强回声伴有后方声影，胆囊后壁显示模糊。

（4）脂餐试验显示胆囊收缩功能差或无功能。

3. 鉴别诊断

慢性胆囊炎囊壁增厚需与厚壁型胆囊癌及胆囊腺肌增生症的囊壁增厚相鉴别。胆囊癌的增厚以颈部、体部为显著，黏膜面常呈现不规则，当胆囊癌显示出对肝实质或肝门部侵犯特征时可鉴别。胆囊腺肌增生症增厚的胆囊壁内有小囊腔是其特点。慢性胆囊炎急性发作有时与急性胆囊炎不易鉴别。

4. 临床价值

超声检查对囊壁增厚的慢性胆囊炎诊断较易，但对轻度炎症者诊断较难，需结合临床考虑。

（五）胆囊癌

1. 病理与临床

胆囊癌为胆道系统中常见的恶性肿瘤。女性多见，多数胆囊癌与胆囊结石及慢性胆囊炎关系密切。

原发性胆囊癌是一种恶性程度较高的肿瘤，早期无特殊症状和体征，大多数患者当临床做出诊断时已有肝脏侵犯或远处转移，预后较差。胆囊癌的晚期表现为右上腹的持续性疼痛、恶心、呕吐等非特异性症状。

胆囊癌多发生在胆囊底部，其次为体部和颈部，多为腺癌，占80%左右，其余可为透明细胞癌、鳞癌、小细胞癌和未分化癌等。大体形态分为小结节型、覃伞型、厚壁型和实块型，亦可为混合型。胆囊癌转移的主要途径有局部浸润和淋巴转移。局部浸润以肝脏转移最为常见；淋巴转移部位常发生于胆囊、肝门和胰腺周围的淋巴结，致使上述淋巴结肿大，肿大的淋巴结可压迫胆道，产生梗阻性黄疸；另外胆囊癌可沿胆囊管浸润生长直接导致胆道梗阻。胆囊癌还可通过血液循环转移到全身脏器，但该种转移途径较少见。

2. 超声表现

原发性胆囊癌依据其大体形态表现为不同的声像图特征。

（1）小结节型：胆囊癌较早期的声像图表现。常发生于胆囊颈部，表现为自囊壁向囊腔内凸起的乳头状中等回声，病灶基底较宽，表面不平整，体积一般较小，直径1～2.5cm。此类型的胆囊癌可合并发生胆囊多发结石。

（2）覃伞型：局部胆囊壁回声不连续，肿块呈覃伞状自该处突向胆囊腔，病灶以多发常见，也可单发，病灶基底较宽，边缘不整。肿块以中等回声为多。

（3）厚壁型：胆囊壁呈局限性或弥漫性不均匀增厚，增厚处囊壁回声不均匀。弥漫性增厚者早期发生于胆囊颈部，直至向胆囊体部和底部浸润，晚期可导致整个胆囊壁僵硬。

（4）混合型：此型较为多见。表现为胆囊壁的局限性或弥漫性增厚，同时伴有乳头状或覃伞状肿块凸入胆囊腔。

（5）实块型：此型为胆囊癌的晚期表现。胆囊肿大，边缘不规则，胆囊的无回声缩小或消失，表现为胆囊内的实性肿块，肿块多呈弱回声，内部回声不均匀；当其内部有结石时可表现为肿块内的团状强回声伴后方声影；癌肿向周围组织浸润生长，则胆囊轮廓显示不清并与周围正常组织分界不清。

3. 鉴别诊断

小的结节型胆囊癌需要与胆囊息肉样病变鉴别：前者病灶基底宽，表面不平整，体积较胆囊息肉大，而胆囊息肉直径多<1cm，蒂细。

厚壁型胆囊癌需与急慢性胆囊炎相鉴别：慢性胆囊炎胆囊壁多连续，而胆囊癌囊壁多不规则，连续性差。急性胆囊炎特别是化脓性或坏疽型胆囊炎，胆囊壁增厚但囊壁光滑，仔细观察时可见囊内有脓液移动。

实块型胆囊癌与肝脏或横结肠肿块相鉴别：实块型胆囊癌由于胆囊丧失了正常的形态，易与肝脏或横结肠来源的肿块相混淆。结肠内肿块的特征是肿块含有强回声的黏膜腔和气体。实块型胆囊癌有时需与右肾肿瘤或胰头癌相鉴别。

胆囊癌还要与胆囊内无声影或声影不明显的堆积状泥沙样结石、陈旧性的稠厚胆汁团或脓团、凝血块等相鉴别。后者改变体位后病变均可移动，据此可与之相鉴别。

4.临床价值

由于胆囊癌早期无特殊症状和体征，往往延误诊断。超声检查是一种简单、无创伤的检查方法，可较早发现胆囊癌，并能够观察肿瘤与周围组织的关系，判定肿瘤有无转移，对临床治疗方案的制订具有重要价值，是临床诊断胆囊癌的首选检查方法之一。

（六）胆囊息肉样病变

胆囊息肉样病变又称为胆囊隆起样病变，是指胆囊壁向胆囊腔内凸起性病变的总称，主要包括胆囊胆固醇沉着症、胆囊腺肌增生症、胆囊腺瘤、胆囊炎性息肉等。

1.胆囊胆固醇沉着症

（1）病理与临床：胆囊胆固醇沉着症，胆囊局部胆固醇代谢的失衡造成胆汁中胆固醇含量增高，沉积于胆囊壁黏膜上后被巨噬细胞吞噬，逐渐形成了向黏膜表面凸出的黄色小颗粒，称为胆固醇沉着症，由于呈息肉样改变，故又称为胆固醇性息肉。其临床表现与慢性胆囊炎和胆囊结石相似，不易诊断。

（2）超声表现：胆固醇性息肉，息肉常多发，多发生于胆囊体部，体积较小，胆囊形态大小正常，囊壁上见乳头状或桑椹样结节向胆囊腔内凸起，结节可直接附着于胆囊壁，基底部较窄，或有蒂与囊壁相连，蒂细。息肉一般不超过 1cm，不随体位改变而移动，彩色多普勒可显示息肉内的血流信号。

2.胆囊腺肌增生症

（1）病理与临床：胆囊壁的一种非炎症非肿瘤性的良性病变。病理表现为胆囊壁黏膜层增生和肌层的增厚，黏膜上皮多处外凸形成罗—阿窦，典型者窦扩大成囊，深入穿透肌层，一般不超过浆膜面。根据病变范围不同可分为弥漫型、节段型和局限型。其中以局限型较多见。本病好发于成年女性，病因不明，症状不明显。

（2）超声表现：胆囊壁增厚，可呈弥漫性、节段性或局限性增厚。增厚的胆囊壁内有小的圆形无回声囊腔，合并小结石时，显示为囊内的斑状强回声后方伴彗尾征。脂餐试验显示胆囊收缩功能亢进。

3.胆囊腺瘤

（1）病理与临床：胆囊腺瘤为肿瘤性息肉，是最多见的胆囊良性肿瘤。腺瘤来自胆囊黏膜上皮，可发生在胆囊的任何部位，腺瘤可分为单纯性腺瘤和乳头状腺瘤，后者有恶性变倾向。另外当腺瘤体积较大时要考虑恶性变可能。胆囊腺瘤女性较多见，可无任何症状，合并慢性胆囊炎、胆囊结石时可表现为相应症状。

（2）超声表现：胆囊腺瘤声像图上表现为自胆囊壁向囊腔隆起的乳头状或圆形强回声或中等回声结节，基底较宽、偶见有蒂，多发生于颈部和底部，可多发。平均体积较胆固醇性息肉大，但多数不超过 15mm。直径＞13mm 者应高度警惕恶性变可能。

（3）鉴别诊断：胆囊胆固醇性息肉与胆囊炎性息肉鉴别，胆囊炎性息肉是由于胆囊长期受到炎症刺激所形成的肉芽肿，由慢性炎症细胞和成纤维细胞组成。两者在声像图上的表现类似，主要区别点在于后者多伴有胆囊壁增厚、粗糙等慢性胆囊炎的征象。

明显增厚的胆囊壁内见小囊样结构是胆囊腺肌增生症特异性表现，对该病的诊断具有较高价值，但该征象不典型时需与慢性胆囊炎鉴别，脂餐试验有一定价值。

胆囊腺瘤是一种肿瘤性息肉，需与非肿瘤性息肉包括胆固醇性息肉、炎性息肉相鉴别，非肿瘤性息肉的蒂很细或没有发现蒂，腺瘤的基底部则较宽。

胆囊息肉样病变的大小与良恶性有较密切的关系。直径<5mm 可首先考虑胆囊胆固醇性息肉，<10mm 的结节以胆固醇性息肉多见，10~13mm 倾向于胆囊腺瘤，>13mm 要考虑恶性变倾向。

（4）临床价值：利用超声成像对胆囊息肉样病变诊断，其目的为判断胆囊壁是否存在隆起病变，病变是属于肿瘤性的还是非肿瘤性的，肿瘤的良恶性，从而对该病早期诊断及手术治疗方案的选择提供可靠的诊断依据。

（七）胆道蛔虫病

1. 病理与临床

胆道蛔虫病包括胆囊蛔虫和胆管蛔虫，胆囊蛔虫可单独存在，也可与胆囊以外的胆管蛔虫并存。胆道蛔虫是肠蛔虫症的常见并发症，是肠蛔虫通过十二指肠乳头的开口转入胆道所致。胆道蛔虫大多停留在胆总管，少数可钻入左右肝管。

临床表现为上腹剧烈绞痛而体征不明显。一般蛔虫可在胆管内自行退回十二指肠，不退回者，可在胆管内继续存活一段时间。由于蛔虫可将细菌带入胆管，所以常可引起胆道机械性梗阻和细菌感染。黄疸少见。

2. 超声表现

胆囊蛔虫表现为纵切面可见胆囊内双线状高回声带，边缘清晰光整，多卷曲成弧形、鱼钩形或类圆形，中心贯穿的液性暗带为蛔虫假体腔，横切面呈同心圆状。如虫体存活时，可见虫体的蠕动；虫体死亡并裂解后则失去常态，其中心带变模糊甚至消失。

胆管蛔虫表现为胆管不同程度扩张，其扩张程度与蛔虫大小、多少有关；扩张的胆管内可见弯曲或平行的双线状或多条强回声带，中间为假体腔暗带，与胆管壁有明显分界。蛔虫死后可出现虫体钙化，声像图表现与胆管结石相似。胆道蛔虫从下段胆管钻入主胰管时，可造成胰管阻塞，出现急性胰腺炎的声像图表现。

3. 鉴别诊断

依据胆道蛔虫典型的声像图表现，一般不难诊断。但对不典型声像图表现的胆道蛔虫，如胆道内蛔虫被黏稠的胆汁或胆泥包裹后形成的混合物，以及蛔虫死后萎缩、断裂、腐烂的蛔虫残体与结石、沉积物等较难区别，需动态观察相鉴别。

4. 临床价值

超声诊断具有简便、迅速、无创伤、重复性强的特点，实时超声可密切观察胆道蛔虫的动向与转归，为临床治疗方法及手术时机的选择提供可靠诊断依据，避免并发症的发生。另外超声对于疾病预后及转归的判断亦具有重要临床意义。

五、胆管疾病

（一）胆管先天性疾病

胆管先天性疾病主要包括先天性胆管囊状扩张和先天性胆道闭锁。

1. 先天性胆管囊状扩张症

（1）病理与临床：先天性胆管囊状扩张是一种常染色体隐性遗传性疾病。病变可累及整个胆道系统，也可仅限于局部胆管。根据发生部位不同可分为三种：发生于肝外胆管者，称为胆总管先天性囊状扩张症（胆总管囊肿）；发生于肝内胆管者，为先天性肝内胆管囊状扩张症，亦称卡路里（Caroli）病；复合型即肝内外胆管同时合并有囊状扩张症。临床以腹部肿块、腹痛、黄疸为主要症状，常为间歇发作，继发结石感染后可出现发热、肝大、肝区疼痛等类似急性肝脓肿的表现，部分病例也可无症状。

（2）超声表现：胆总管先天性囊状扩张症表现为在胆总管部位出现囊肿，多呈球形、椭圆形或纺锤形，囊壁回声带明亮，光滑，囊内呈液性无回声区，可显示与肝门部胆管相连接，囊肿的大小和张力状态时有改变；先天性内胆管囊状扩张症表现为肝内呈现与门静脉走行一致的沿着左右肝管分布的圆形或梭形无回声区，囊肿呈串珠样排列并与胆管相通，有时可合并有胆总管先天性囊状扩张。复合型即有上述两种声像图表现。

（3）鉴别诊断：①与肝多发囊肿、多囊肝或肝脓肿相鉴别：肝多发囊肿、多囊肝声像图表现为无回声区之间互不相通；肝脓肿表现为肝内无回声区，囊壁厚薄不均，毛糙，无回声区与胆管不相通，并有相应的临床症状；而先天性肝内胆管囊状扩张症的囊肿分布与门静脉走行一致，并与胆管相通。②与胆道肿瘤、结石所致的胆道扩张相鉴别：胆道肿瘤可见胆管壁局部回声缺失，内有实质性肿块充填，临床上有进行性黄疸加重；结石引起的胆管扩张胆管壁平滑、完整，内见结石的强回声后方伴声影。

（4）临床价值：超声可显示肝内外胆管的扩张程度和范围，区分先天性胆管囊状扩张症的类型，有无合并结石及发生癌变，实时动态观察胆管壁变化，为临床选择合理的治疗方案提供了可靠的影像学依据。

2. 先天性胆道闭锁

（1）病理与临床：先天性胆道闭锁是指胆道发生闭锁，病理改变为肝内外胆管闭塞。根据发生部位不同可以分为两型：一型为肝内外胆管发生闭锁，或肝内、近端肝外胆管闭锁，此型多见，手术难以矫正；另一型为肝外胆管发生闭锁，可发生于肝外胆管的任何部位，肝内胆管继发扩张，此型可以通过手术矫正。本病临床表现为患儿出生时一般发育、活动正常，1～2周后全身黄疸持续不退且逐渐加重，大便不黄如陶土色。如不及时进行治疗，可逐渐而迅速地发生淤胆性肝硬化，肝脾大，腹腔积液，进一步发生门静脉高压，消化道大出血，甚至死亡。

（2）超声表现。①肝内型：肝内外胆管均不显示，胆囊仅显示为胆囊窝内的高回声带。肝脏肿大，肝内回声均匀性增强，病程晚期可出现脾大、脾静脉扩张、腹腔积液等征象。②肝外型：胆囊和肝外胆管的显示主要取决于胆管闭锁发生的部位，若闭锁发生在胆囊管汇合口以上，胆囊和近端肝外胆管都难以显示，肝大，肝内胆管扩张，闭锁的胆管呈强回声光带。若闭锁发生在胆囊管汇合口以下，胆囊和近端肝外胆管显示，肝大，胆囊肿大，肝内胆管扩张。本型可通过手术矫正，若不矫正，可发展为肝硬化、门静脉高压等声像图表现。

（3）鉴别诊断：先天性胆道闭锁与新生儿肝炎鉴别较困难。超声对两种疾病鉴别的要点为：新生儿肝炎患儿肝内外胆管、胆总管、胆囊表现为正常声像图，胆道闭锁患儿的肝外胆道不能显示，胆囊缩小或不显影，并可伴有肝大、脾大。

（4）临床价值：超声能对大多数先天性胆道闭锁做出提示性诊断，特别是胆道闭锁合并肝外胆管囊性扩张时，并能提示闭锁的部位、范围等，可为临床选择合理的治疗方案提供可靠的依据。

（二）胆管结石

1. 病理与临床

胆管结石是临床较常见的引起梗阻性黄疸的原因。根据结石的来源可以分为原发性结石和继发性结石。根据结石的部位不同可以分为肝内胆管结石和肝外胆管结石，在我国以肝外胆管结石发病率较高。

（1）肝外胆管结石：多为继发性结石。多发生于肝外胆管的远端，近端胆管有不同程度的扩张。结石在胆管内可移动，一般不引起完全梗阻。当发生胆道梗阻和感染时可引起梗阻性黄疸和化脓性胆管炎，临床表现为上腹部绞痛、黄疸、高热、寒战，重症病例可出现弥漫性血管内凝血、脓毒症休克，全身情况迅速恶化，以致死亡。

（2）肝内胆管结石：多为原发性结石，常多发。好发于左、右肝管汇合部和左肝管内。近端肝内胆管因梗阻可出现不同程度的扩张。

2. 超声表现

（1）肝外胆管结石的典型声像图特征：①胆管腔内见强回声后方伴有声影，强回声形态固定，能在两个相互垂直的切面上显示。②结石近端的胆管因梗阻均出现不同程度的扩张。胆管壁增厚，回声增高。③团状强回声与胆管壁之间分界清楚，结石周围可见细窄无回声带环绕。④脂餐或变换体位后观察到结石的强回声团可发生位置移动。⑤部分结石由于结构松散、较小或者呈泥沙样，可呈中等或较弱的回声，后方声影浅淡或不明显。

（2）肝内胆管结石声像图特征：①肝内出现点状或团状强回声后方伴声影，强回声沿肝内胆管分布。②结石近端的肝内胆管出现不同程度的扩张，扩张的肝内胆管与伴行的门静脉形成平行管征。③结石强回声周围可见细窄无回声区包绕。结石处胆管前后壁显示清晰。④结石一般不随体位改变而移动。结石可引起胆管梗阻，胆汁瘀滞或炎症感染，进而出现肝大，肝实质回声增粗，内部回声不均匀，或可见肝内多发脓肿、肝实质萎缩变形。

3. 鉴别诊断

需要与肝外胆管结石进行鉴别诊断的有：胆囊颈部或胆囊管结石、肝门部肿大钙化的淋巴结、肝动脉右支的横断面、胆道术后的瘢痕组织等表现为胆管内的强回声病变和结构。注意识别肝外胆管的解剖特征，纵断面和横断面等多个断面仔细观察有助于鉴别。

4. 临床价值

（1）肝内胆管结石：由于有肝脏作为"透声窗"，肝内胆管结石的超声成像可以获得良好的效果，是目前诊断肝内胆管结石的首选方法。

（2）肝外胆管结石：常规超声对肝外胆管尤其是下段结石的显示比较困难，超声内镜可弥补其缺点，且创伤小，可作为常规超声诊断肝外胆管结石的辅助方法。

（三）肝外胆管癌

1. 病理与临床

肝外胆管癌是指发生在肝外胆管的原发恶性肿瘤，以远端胆总管、左右肝管汇合处多见。绝大部分为腺癌，表现为胆管壁的局部增厚，或肿块呈息肉样凸入胆管腔内。临床多见于 60 岁以上人群，是引起胆道梗阻的常见原因，主要表现以梗阻性黄疸、体重下降和腹痛为主，常因继发性胆道感染而出现发热。

2. 超声表现

（1）直接征象：一类是扩张的胆管远端显示出软组织肿块，可分为乳头型或结节型；另一类是扩张的胆管远端突然截断或狭窄闭塞，但是见不到有明显边界的肿块，可分为截断型和狭窄型。

乳头型或结节型：扩张胆管远端显示软组织肿块，肿块呈乳头状、圆形或分叶状阻塞于扩张的胆管内，肿块边缘不整齐，形态不规则。肿块以中等或略低回声多见，与胆管壁无分界。

截断型或狭窄型：扩张胆管远端突然中断或狭窄甚至闭塞，狭窄或闭塞处呈 V 字形，肿块沿着胆管壁浸润生长，与周围组织分界不清。

（2）间接征象：胆管癌最重要的间接征象为病灶以上的肝内外胆管明显扩张。肝脏弥漫性肿大，肝门部淋巴结肿大或肝内有转移灶，胆囊多肿大。由于肝外胆管癌为少血供组织，肿瘤内纤维成分较多，彩色多普勒难以显示其血流。

（3）肝门部胆管癌：常发生于肝外胆管上段或左右肝管汇合部，表现为肝内胆管明显扩张，肝外胆管一般不扩张，胆囊缩小甚至萎缩；声像图可以表现为乳头结节型或者狭窄截断型。

3. 鉴别诊断

（1）与胆管结石、肝癌、胰头癌相鉴别：胆管结石呈点状或团块状强回声，后方伴声影，与周围胆管壁分界清楚。与肝癌、壶腹部癌、胰头癌相鉴别的主要依据是对应于相应解剖结构。

（2）与能够引起胆管狭窄的良性病变鉴别：恶性狭窄主要表现为胆管的突然狭窄或截断，阻塞端肿块与周围分界不清。良性狭窄主要见于胆系炎症、手术损伤和硬化性胆管炎，根据相应病史可做鉴别。硬化性胆管炎主要是肝内胆管普遍狭窄，管壁厚、僵硬，管腔外径并不缩小。

4. 临床价值

超声检查能准确地鉴别梗阻性黄疸，确定梗阻的部位，并能显示胆管形态改变及其内部肿块的形态特征，而且对肿瘤浸润转移的病程进展提供较丰富的信息，是首选的影像检查方法，对肝外胆管癌的术前诊断和确定治疗方案均有重要的临床应用价值。

（四）胆管炎症

1. 病理与临床

胆道炎症包括原发性硬化性胆管炎和化脓性胆管炎。原发性硬化性胆管炎病因不明，可能与免疫因素有关，是以肝内外胆管进行性炎症、纤维化、狭窄、梗阻为特征的慢性胆汁淤积性疾病，最终可导致胆源性硬化，该病有一定恶性变倾向。大多为青年男性，临床表现为间歇发作、进行性加重的梗阻性黄疸。化脓性胆管炎是由急性胆管梗阻和急性化脓性炎症引起。多由胆道结石和蛔虫引起。临床发病较急，表现为腹痛、高热、寒战、恶心、呕吐，甚至昏迷。

2. 超声表现

原发性硬化性胆管炎表现为肝内外胆管管壁节段性增厚，厚 2～3mm，管壁回声增强，并有僵硬感，相应的胆管内径狭窄，狭窄以上的肝内部分胆管轻度扩张，早期出现肝脾大；化脓性胆管炎表现为胆总管扩张，胆管壁增厚，回声模糊增强，胆管腔内可见异常回声或胆泥沉着，胆囊可扩张伴胆泥沉着，大部分患者可显示引起胆管梗阻的结石或蛔虫。

3. 鉴别诊断

原发性硬化性胆管炎应与胆管癌鉴别，两者较难鉴别。胆管癌多发生于外胆管，癌肿为中低回声，胆管壁呈局限性增厚，癌肿近端的胆管明显扩张，并且扩张程度与黄疸严重程度一致；而硬化性胆管炎可发生于肝内及肝外胆管，胆管扩张程度较轻，而黄疸较重，两者程度可不一致。

4. 临床价值

超声对原发性硬化性胆管炎的诊断具有一定的价值，对于大多数病例来说，超声可做出较为准确的诊断，对图像不典型者，要靠 ERCP（内镜逆行胰胆管造影术）和经皮肝穿胆道造影确诊。

急性梗阻性化脓性胆管炎是胆道外科严重疾病之一，超声显示胆道系统扩张以及结合临床表现有助于急性梗阻性化脓性胆管炎的早期诊断。

（五）胆道积气

1. 病理与临床

胆道积气产生的原因很多，包括常规胆道术后、胃肠吻合术后、T 管引流、胆道内瘘、外伤、胆道产气菌感染、经皮肝穿刺肝肿瘤微波治疗术后及某些原因引起 Oddi 括约肌松弛症等。气体积聚于肝右前叶和左内叶胆管内。气体较多者积聚范围较广，多数合并反流性胆管炎。胆道积气临床主要表现为上腹痛、发热。

2. 超声表现

胆道积气表现为沿胆管分布的串珠状强回声，局部或广泛分布，与胆管前壁分界不清，后方伴声影、闪烁声尾，声尾模糊、杂乱、不稳定，也可不伴声影或声尾。强回声随呼吸运动、体位的改变，其位置和形态易发生变化。

3. 鉴别诊断

孤立或散在的胆道积气应与肝内胆管结石、肝内钙化灶、肝动脉壁钙化症相鉴别。肝内胆管结石的强回声位置稳定，后方声影清晰，动态观察声像图不变；肝内钙化灶形成的强回声与胆管走行方向不一致，形状固定，局部胆管不扩张；肝动脉壁钙化症声像图表现为与肝内胆管走行一致的呈串珠状排列的强回声，但其位置固定，后方声影明显，局部肝内胆管不扩张。

4. 临床价值

超声诊断胆道积气的敏感性及准确性均高于其他影像学方法，对发现胆道潜在性疾病具有一定价值，可作为常规诊断、疗效观察的首选方法。

第三节　胰腺

一、解剖概要

胰腺为腹膜后器官，可分为头、颈、体、尾四部分，胰头包括钩突部，各部分之间无明显界线，胰腺的形态大致可分蝌蚪形、哑铃形、腊肠形。

胰头上方是门静脉和肝动脉，前方及右侧方为肝脏，右前方为胆囊，后方与下腔静脉、右肾上极的内侧缘、右肾血管等相邻。胆总管部分穿行于胰腺实质内，末端与胰管共同开口于十二指肠降部。因此，胰头癌和慢性胰腺炎时可因胆总管受压而出现梗阻性黄疸。钩突是胰头的一部分，前方为肠系膜上静脉，后方为下腔静脉。

胰颈为胰头和胰体之间的移行部分。其前方与胃幽门和部分的网膜囊相邻，其后方的肠系膜上静脉和脾静脉汇合形成门静脉的起始部。

胰体前方借网膜囊与胃相隔。在胰体部上缘腹腔动脉自腹主动脉发出并分为脾动脉和肝总动脉，而脾静脉穿行于胰体后上缘，位于腹主动脉、肠系膜上动脉和胰腺之间。常以腹主动脉、肠系膜上动脉和脾静脉的前方来定位胰体。

胰尾位于脾静脉的前方，可达脾门。后方为左肾上极、左肾上腺，左前方为胃。

胰管位于胰腺实质内，分为主胰管和副胰管。胰腺具有外分泌和内分泌功能，其外分泌部分分泌的胰液经主胰管和副胰管汇集后排入十二指肠壶腹部。正常主胰管内径<2mm，主胰管起自胰尾，经过胰体和大部分胰头，在胰头右侧缘通常与胆总管汇合后经 Vater 壶腹部共同开口于十二指肠乳头，也可单独开口于十二指肠乳头；副胰管较主胰管短而细，位于胰体上部，副胰管一端开口于十二指肠乳头附近，另一端与主胰管相连，当主胰管末端发生梗阻时，胰液可经过副胰管流入十二指肠。

胰腺的血液供应主要来自于腹腔动脉分支中的十二指肠上、下动脉和脾动脉的分支。胰腺的静脉一般与同名动脉伴行，最终经过脾静脉、肠系膜上静脉汇入门静脉。

胰腺的淋巴管十分丰富，其淋巴引流途径常与脾血管伴行，可经胰腺周围的淋巴结和脾门淋巴结注入腹腔动脉、肠系膜上动脉和腹主动脉等处的淋巴结。

二、超声检查技术

1. 患者准备

应空腹 8 小时以上。检查前一天晚上清淡饮食，次日上午空腹检查。对便秘或腹腔内胀气的患者，检查前一日睡前可服用缓泻剂，晨起排便或灌肠后进行检查。

2. 体位

（1）仰卧位：为胰腺超声检查最常用的体位。患者充分暴露腹部，平静呼吸或深呼吸，深呼吸时可通过下移的肝左叶作为透声窗扫查胰腺。

（2）侧卧位：当胃肠道内气体较多，胰腺尤其是胰尾显示不清时，可采取此体位，左侧卧位有利于胰尾的显示，右侧卧位有利于胰头的显示。

（3）半卧位、坐位或立位：当胃肠道内气体较多时还可采用这些体位。

（4）俯卧位：俯卧位从背部扫查，以左肾作为透声窗，可克服胃肠道气体的干扰，使胰尾的显示更加清晰。

3. 仪器

超声扫查胰腺常用凸阵探头，也可采用线阵、扇形探头，探头频率因人而异：成人一般选用3.5MHz探头，体型肥胖者可选用2.5MHz探头，体型瘦弱或少年儿童可选用5MHz探头。另外根据仪器和探头频率的不同，还应调节总增益、深度增益补偿等，并根据患者体型及胰腺距离体表的距离调节聚焦深度。

4. 检查方法

（1）上腹部横切、斜切扫查（胰腺长轴切面）：将探头放置于剑突下，向左上倾斜 15°～30°，然后向下缓慢移动探头，在相当于脐上 5～10cm 范围内或第 1～2 腰椎水平连续斜行扫查，即可显示胰腺长轴断面。

扫查时应首先显示脊柱及其前方的下腔静脉、腹主动脉、肠系膜上动（静）脉，再寻找横跨于腹主动脉和肠系膜上动脉前方水平走行的脾静脉，在脾静脉的前方即可显示胰腺的长轴断面。脾静脉是识别胰腺的标志。

（2）上腹部纵切扫查（胰腺短轴断面）：在剑突下右侧向正中线左侧连续移动做纵切扫查。可分别显示胰头、胰颈、胰体，部分胰尾也可显示。

三、正常超声表现

（1）胰腺长轴切面：在上腹部横切或斜切扫查即可显示胰腺的长轴切面。该切面显示胰腺呈一略向前凸起、横跨脊柱前方、回声稍高的长条状结构。边界光滑、整齐，因胰腺没有致密的纤维包膜，有时和周围组织的界线不甚清楚。胰腺实质呈细小、均匀的点状中等回声，较肝实质回声稍高或相近。随着年龄的增长，由于胰腺组织萎缩、纤维组织增多和脂肪浸润增加，使胰腺回声强度逐渐增加。主胰管位于胰腺实质内，显示为横贯胰腺实质的两条平行而光滑的中、高回声线，走行在胰腺背侧。由于胰体部的主胰管与声束垂直，超声最容易显示，副胰管因短且细，超声一般不易显示。

胰腺的前方为肝左叶、胃和小网膜囊，后方为脾静脉、门静脉、下腔静脉、腹主动脉和肠系膜上动、静脉。胰头稍膨大呈卵圆形，被十二指肠包绕，其前外侧方为胃十二指肠动脉的小圆形无回声切面，后方为胆总管的横断面；胰颈后方为肠系膜上静脉和脾静脉汇合成的门静脉起始处；胰体后方为呈管状无回声的脾静脉，这是识别胰腺的重要标志，脾静脉的后方依次为肠系膜上动脉和腹主动脉的横断面。肠系膜上动脉表现为小的圆形无回声区，腹主动脉表现为呈节律性搏动、大的圆形无回声区；胰尾后方为向右走行的脾静脉。

（2）胰腺短轴切面：①胰头短轴切面：胰头形态呈卵圆形或近似三角形，位于肝左叶和下腔静脉之间，十二指肠内的气体常影响胰头部的显示；②胰颈短轴切面：胰颈和钩突分别位于肠系膜上静脉的前方和后方；③胰体短轴切面：胰体位于肝左叶和胃后方，腹主动脉腹侧，形态呈类三角形；④胰尾：胰尾较难显示，可通过变换体位和用多种途径进行扫查，包括仰卧位经脊柱左侧缘扫查、左侧腋中线肋间斜切扫查、经左肾纵断面扫查等。

（3）胰腺正常超声测值：胰腺大小的测量一般以厚径为准。胰头的测量以下腔静脉前方为准，胰体以腹主动脉前方为准，胰尾以腹主动脉或脊柱左侧缘为准。胰腺正常值大小报道不一，目前多数学者认为正常胰头前后径<3cm，胰体、胰尾部前后径<2.5cm。另外由于胰腺大小、形态的个体差异较大，当超声测值大于正常值时，应结合胰腺内部回声和形态综合分析。主胰管管腔内径一般<2mm，向胰尾部逐渐变细。

四、胰腺疾病

（一）急性胰腺炎

1. 病理与临床

急性胰腺炎是临床常见急腹症之一，多见于青壮年。其特点是发病急、发展快、血和尿淀粉酶升高。主要发病原因为胆道疾病，尤其是胆道结石和酗酒。根据病理形态和病变严重程度，急性胰腺炎可分为急性水肿性胰腺炎和急性出血坏死性胰腺炎。

急性胰腺炎根据临床表现可分为急性轻症胰腺炎和急性重症胰腺炎。前者病情较轻，预后较好。后者病情严重，可出现休克、脓毒症、多器官功能障碍、感染等严重并发症，病死率较高。

2. 超声表现

（1）胰腺形态、大小的变化：胰腺肿大及增厚，多数表现为弥漫性肿大，少数表现为局限性肿大，胰腺肿大以前后径为主。轻症胰腺炎表现为轻度到中度肿大，多数胰腺边缘光滑，边界清晰，若水肿消退，胰腺形态可恢复正常；重症胰腺炎较轻症胰腺炎肿大明显，胰腺大多边缘不规则，边界模糊不清。

（2）胰腺实质回声变化：轻症胰腺炎以出血和间质水肿为主，胰腺实质表现为低回声或极低回声，后方回声可呈增强效应。

重症胰腺炎因有出血、坏死及坏死后继发性病理变化，胰腺实质大多数呈高回声，声像图显示为密集的较粗的不规则高回声，分布不均。坏死、液化严重时，胰腺内还可出现片状无回声或低回声区，使整个胰腺呈混合回声。

急性胰腺炎时主胰管多无扩张，但少数有轻度扩张。如胰管明显扩张或不规则扩张呈串珠状，应考虑可能合并胰腺癌或慢性复发性胰腺炎。

（3）胰腺假性囊肿：急性胰腺炎发病后 2～4 周可在胰腺内（外）形成假性囊肿。典型假性囊肿表现为位于胰腺局部或周围的无回声区，边界较清楚，囊壁可毛糙，也可光滑，后方回声增强，囊肿多为单房，少数囊肿内可见分隔。

（4）急性胰腺内、外积液：主要见于重症胰腺炎，液体可积聚在胰腺内或胰腺外。积聚在胰腺内时声像图表现为胰腺实质内无回声或低回声区，边缘多模糊不清，后方回声增强。胰腺外积液可向纵隔、心包、腹盆腔等部位扩散，表现为积液部位的无回声或低回声区。

（5）胰腺脓肿：胰腺脓肿是重症胰腺炎的严重并发症。脓肿早期病变部位回声增粗、不均匀，边界不清，随病情发展变为低回声至无回声区，内部可有点状回声。另外由于急性胰腺炎可引起肠道内积气，超声出现全反射现象，从而使胰腺显示不清。

3. 鉴别诊断

（1）胰腺肿瘤：局限性胰腺炎应与胰腺癌相鉴别，两者均可呈肿块表现，后者癌肿边界不规整，向外凸起或向周围组织浸润，癌肿处胰管中断，远端胰管多扩张明显。结合临床表现和生化检查一般可鉴别。必要时可进行胰腺超声引导下细针穿刺活检。

（2）慢性胰腺炎：慢性复发性胰腺炎急性发作时声像图与表现为高回声和混合回声的急性胰腺炎相似，声像图难以鉴别，但慢性胰腺炎可有胰管扩张呈囊状，或有假性囊肿，胰管内结石、钙化形成。动态观察并结合临床表现可资鉴别。

（3）胃穿孔、肠梗阻等急腹症：急性胰腺炎可引起肠道内积气，与胃穿孔、肠梗阻等急腹症引起的腹腔内气体积聚导致的超声全反射难以鉴别。可根据临床症状、体征、淀粉酶、X 线腹部透视鉴别。

由于急性胰腺炎的声像图表现无特异性，需要密切结合患者的临床资料和其他影像学检查综合分析，如急性胰腺炎的临床症状，以及血清、尿淀粉酶增高等生化检查。

4. 临床价值

超声可以对急性胰腺炎进行诊断、鉴别诊断及对病情的严重程度进行分析，指导临床治疗；超声可以近期动态观察急性胰腺炎的变化；另外，还可对胰周积液、假性囊肿进行远期检测随访。

（二）慢性胰腺炎

1. 病理与临床

慢性胰腺炎多见于中年男性，最常见的病因是胆道疾病（胆道感染与胆石症）。慢性胰腺炎的特征为反复发作的轻度炎症，胰腺细胞被破坏，逐渐由纤维组织所取代，正常胰腺小叶结构消失，整个胰腺变小、变硬、被膜增厚。半数患者是由急性胰腺炎反复迁延发作所致。慢性胰腺炎病理变化的范围和程度轻重不等。

慢性胰腺炎胰腺病变常累及整个胰腺，胰腺呈弥漫性结节状改变，有时与周围组织分界不清；胰腺导管呈不同程度的扩张，扩张的囊腔内可有蛋白质和结石形成，胰管也可因受到严重阻塞形成胰管囊肿，胰腺导管上皮受压变扁、增生。胰腺内分泌组织常不受影响。

慢性胰腺炎临床表现轻重不一，轻者无明显特异性临床表现，最常见；重者可有多种临床表现，主要表现为长期反复或持续性发作的腹痛、食欲减退、腹胀等消化道症状，也可因胆总管阻塞出现持续性或间歇性黄疸，严重者可因腺泡和胰岛大部被毁坏，胰液和胰岛素分泌不足出现脂肪泻和糖尿病。

2. 超声表现

（1）胰腺大小形态的变化：胰腺正常大小、肿大或萎缩，可呈弥漫性或局限性肿大，但程度不如急性胰腺炎，部分患者胰腺大小无变化。胰腺萎缩发生在病程后期或纤维化患者；胰腺形态常不规则，边缘不清，与周围组织分界模糊。部分患者胰腺形态可无变化。

（2）胰腺实质回声变化：慢性胰腺炎由于胰腺纤维化而引起胰腺实质回声增强、增粗、回声不均匀，但在病变早期，炎性水肿或纤维化致胰腺弥漫性肿大时胰腺可呈低回声。胰腺实质内钙质沉着可引起胰腺钙化或结石，表现为点状或斑块状强回声，后方伴声影。

（3）胰管变化：主胰管不规则扩张，粗细不均，可呈囊状、结节状，管壁不光滑，管腔内可伴有结石，较大的结石图像表现为圆形、椭圆形或弧形致密强回声，后方伴声影；小的结石表现为点状强回声，后方可伴有彗尾征。结石常多发，大小不等，沿胰管走行分布。部分病例胰管可与假性囊肿相通。

（4）胰腺假性囊肿：胰腺内（外）可形成假性囊肿。典型假性囊肿表现为边界清楚的无回声区，囊壁可毛糙，后方回声增强。囊肿可增大、自发破裂、缩小或消失。

3. 鉴别诊断

（1）局限性肿大的慢性胰腺炎应与胰腺癌相鉴别：后者边界不整，周围有浸润现象，但胰腺其他部分正常，没有急性胰腺炎病史以及慢性胰腺炎反复发作史。超声造影可提供有价值的鉴别信息。

（2）老年人、肥胖者胰腺组织回声增强，但内部回声均匀、细腻，而慢性胰腺炎内部回声增粗、不均匀。另外，结合临床表现可鉴别。

4. 临床价值

超声可根据胰腺的形态学变化判断病变的程度和性质，简便易行，是临床上对慢性胰腺炎诊断的首选检查方法；还可经超声引导进行经皮穿刺引流胰腺囊肿，以及经皮细针穿刺对慢性胰腺炎的局限性炎性肿块进行活检。

（三）胰腺囊肿

1. 病理与临床

胰腺囊肿大体可分为真性囊肿和假性囊肿两大类。真性囊肿少见，囊肿来自胰腺组织，多发生于胰腺内。囊壁上因有上皮细胞层覆盖，故称为真性胰腺囊肿。可分为先天性囊肿、潴留性囊肿、寄生虫性囊肿。假性囊肿多见，是继发于急慢性胰腺炎或胰腺损伤后的并发症，因囊壁内层无上皮细胞成分，故称为假性囊肿。胰腺假性囊肿多与主胰管相通，大小不一。

胰腺囊肿的临床表现多种多样，与囊肿大小、部位和病程急缓有关。发病缓慢、体积较小的囊肿常无临床症状；发病较急、体积较大的囊肿可压迫周围组织，出现相应的临床症状，如上腹部疼痛、腹胀、食欲缺乏、梗阻性黄疸、幽门梗阻等。胰腺囊肿常见并发症为感染、破裂和出血。

2. 超声表现

（1）真性囊肿。①先天性囊肿：胰腺实质内单发或多发圆形或椭圆形无回声区，其内呈单房或多房，边界清晰，内壁光滑，后方回声增强，囊肿体积一般较小。②潴留性囊肿：胰腺实质内见典型的囊肿声像图表现，体积较小，常为单发，位于主胰管附近或与胰管相通，可并发胰管结石、胰腺钙化等慢性胰腺炎的超声表现。③寄生虫性囊肿：囊壁较厚，表面光滑，回声增强。部分囊内可见子囊和头节，声像图上头节表现为多发的团状、点状强回声，子囊可有囊中囊表现。

（2）假性囊肿：多发生在胰腺体、尾部，表现为胰腺实质内或表面圆形、椭圆形、分叶形的无回声区，后壁及后方回声增强，边缘尚规则，囊壁可毛糙，大多回声均匀，部分囊壁可见强回声斑，部分囊肿内可出现点状或斑块状低回声或等回声；囊肿常单发，大小不一，多呈单房；囊肿较大时胰腺失去正常形态，可压迫胰腺或周围组织。

3. 鉴别诊断

（1）胰腺周围脏器内的囊性结构：实时超声多角度动态观察以及配合患者深呼吸时脏器与脏器之间、囊肿与脏器之间的相对移动性是鉴别的要点。

（2）胰腺脓肿：与合并感染的胰腺囊肿声像图难以鉴别，结合临床症状、体征和实验室检查可鉴别。

（3）胰腺血肿：多有外伤史，新鲜出血声像图表现为高回声或不规则的低回声，陈旧性出血表现为低回声或无回声，与胰腺囊肿相似，动态观察其变化有助于鉴别，可在超声引导下经皮穿刺确诊。

（4）胰腺囊腺瘤或囊腺癌：囊腺瘤（囊腺癌）多呈囊实性改变，囊性结构内有乳头状结构，囊壁较厚、不规则。囊腺癌常有肝脏转移及腹腔淋巴结转移征象。

4. 临床价值

超声诊断胰腺囊肿具有特异性，准确率高，操作方便，可重复检查；它可对胰腺炎后胰腺假性囊肿的吸收情况进行随访，为临床医师治疗提供依据；超声还可引导经皮穿刺胰腺囊肿，具有诊断、鉴别诊断和治疗的作用。

（四）胰腺囊腺瘤与囊腺癌

1. 病理与临床

胰腺囊腺瘤是发生于胰腺导管上皮的良性肿瘤，多见于中年女性，临床少见。该病好发于胰腺的体、尾部。囊腺瘤一般体积较大，囊腺瘤可分为两类：浆液性囊腺瘤和黏液性囊腺瘤。前者囊内无乳头状凸起结构，无恶性变倾向；后者囊内伴有乳头状结构，囊壁间隔厚薄不一，有恶性变倾向。

囊腺癌临床罕见，多由胰腺囊腺瘤恶性变而来，恶性变时间一般较长，生长缓慢。

胰腺囊腺瘤与囊腺癌临床表现相似，很难鉴别。囊腺瘤早期多无症状，肿块较大时可引起上腹痛。位于胰头部的囊腺瘤可压迫胆总管下段，出现肝大、胆囊大、梗阻性黄疸。囊腺癌可侵犯邻近器官组织，如胃、十二指肠、结肠，但癌肿生长、浸润缓慢，远处脏器转移较晚。

2. 超声表现

胰腺囊腺瘤的声像图表现为胰腺内多房性或蜂窝状无回声区，部分内部回声增强，囊壁及后方回声增强，CDFI 显示内部无明显血流信号；部分囊壁及分隔较厚，囊壁边缘可见乳头状实性结构凸向囊腔，CDFI 显示囊壁增厚部分和乳头状结构内可见少量血流信号。

胰腺囊腺癌的声像图表现与囊腺瘤相似，声像图难以鉴别，当瘤体生长迅速、乳头状实性改变明显、出现浸润现象以及周围淋巴结转移时应考虑囊腺癌的可能。

3. 鉴别诊断

（1）胰腺癌、胰岛细胞瘤：胰腺癌多发生于胰头部，声像图上多表现为低回声肿块，癌肿可引起胰管或胆道扩张；胰岛细胞瘤多发生于胰腺体、尾部，一般不引起胰管或胆道的扩张。另外，功能性胰岛细胞瘤有低血糖症状。

（2）多房性胰腺假性囊肿：假性囊肿多有急性胰腺炎或外伤史，囊壁无不规则增厚或乳头状凸起，囊肿多与胰管相通，两者之间较易区分。

4. 临床价值

胰腺囊腺瘤与囊腺癌病程较缓慢，囊腺癌转移也较慢，若能早期发现及手术切除则预后良好；超声能够显示肿块并提示诊断，对早期诊断有重要价值。

（五）胰腺癌

1. 病理与临床

胰腺癌可分为原发性和继发性，原发性多见，继发性多为邻近器官癌肿扩散转移而来，较少见。

原发性胰腺癌一般指发生于胰腺外分泌的癌肿，多见于中年以后男性，最常见的为腺癌。早期胰腺癌体积较小，肉眼较难发现；癌肿体积较大时，常凸出胰腺表面或浸润全部胰腺组织，癌肿与周围正常组织常无明显分界，其内可有出血、坏死，形成不规则囊样间隙；胰管可因癌肿阻塞扩张、扭曲或狭窄；胰管受阻还可以使胰腺组织萎缩和纤维化，不易与慢性胰腺炎相鉴别。

胰腺癌由于其生长较快，胰腺内血管和淋巴管丰富，早期易发生转移，其主要转移途径为淋巴转移和直接浸润，其次为血行转移和沿神经鞘蔓延。

胰腺癌可发生在胰腺的任何部位，但胰头癌发病率最高。胰腺癌临床表现的严重程度主要与癌肿发生的部位、病程长短以及肿瘤生长速度有关。早期症状不典型，中晚期出现的较显著症状有黄疸、腹痛和腰背痛、发热、进行性乏力、消瘦、体重减轻等。胰头癌由于易阻塞胆总管引起黄疸，症状出现较早。胰体癌和胰尾癌症状出现较晚，发现时一般已属中晚期。

2. 超声表现

（1）直接征象。①大小和形态：胰腺癌早期体积较小时，胰腺形态大小无明显变化；癌肿体积增大时，表现为癌肿所在部位胰腺局限性肿大，呈结状、团块状、分叶状或不规则状，边界不清，边缘可见浸润现象，呈蟹足样生长。少数胰腺癌也可表现为弥漫性肿块。当肿瘤＞1cm 或向胰腺外凸出时才能被超声发现。②内部回声：癌肿内部多数呈低回声，也可表现为高回声和混合回声，其内部回声和癌肿的大小有关，癌肿较小时多呈低回声，癌肿较大时可有多种回声表现。③后方回声：小胰腺癌后方回声无明显变化，较大胰腺癌后方回声衰减，当癌肿内出现液化时或黏液癌，后方回声可增强。④胰管改变：胰头癌可压迫或浸润主胰管，癌肿处胰管被截断或堵塞，近段胰管呈均匀性或串珠样扩张、迂曲；癌肿也可沿胰管浸润蔓延，引起胰管闭塞而不显示。⑤彩色多普勒表现：多数胰腺癌癌肿本身缺乏血供，表现为癌肿内无明显血流信号，少数病例周围血管受压可见到绕行的环状血流。

（2）间接征象。①胆道系统扩张：胰头癌压迫或侵犯胆总管，引起梗阻部位以上的胆道系统扩张，由于胆道梗阻后胆道扩张的出现要早于黄疸，因此有助于胰头癌的早期诊断。②胰腺周围脏器或血管受压：较大肿块可使周围脏器受压、移位。如胰头癌可引起下腔静脉移位、变形，胰体、胰尾癌可使左肾、胃、脾脏受压移位，其周围肠系膜上动脉和脾静脉受压移位、变形。③胰周脏器浸润、转移及淋巴结转移：胰腺癌可直接侵犯周围脏器，主要有十二指肠、胃后壁、脾脏、胆总管等。由于胰腺的淋巴管极为丰富，胰腺癌易出现淋巴系统转移，表现为淋巴结肿大，呈多发圆形或椭圆形低回声。胰腺癌还可经血行转移到肝脏，在肝内出现高回声或低回声肿块。④腹腔积液：部分患者胰腺癌晚期可出现腹腔积液。

3. 鉴别诊断

（1）胰岛细胞瘤：胰岛细胞瘤多发生于胰腺体、尾部，体积较小，边缘多规则；功能性胰岛细胞瘤呈均匀的低回声或弱回声，无功能性胰岛细胞瘤常表现为高低混合的不均质回声，也可因瘤体内出血、囊性变而出现无回声区。胰岛细胞瘤一般不引起胰管或胆道的扩张。另外，临床症状也可辅助鉴别，胰岛细胞瘤一般病程较长，症状轻，功能性胰岛细胞瘤有低血糖症状。必要时可行超声引导下经皮细针穿刺活检或内镜超声检查以确诊。

（2）慢性胰腺炎：胰腺癌应与慢性胰腺炎中的局限性炎性肿块相鉴别。二者声像图表现相似，较难鉴别。前者边界不整，周围有浸润现象，胰腺其他部分正常，没有急性胰腺炎病史以及慢性胰腺炎反复发作史。超声造影可提供有价值的鉴别信息。

（3）胰腺囊腺瘤和囊腺癌：胰腺囊腺瘤和囊腺癌病程进展缓慢，大多发生于胰腺体、尾部，声像图上多呈囊实性回声，实性部分内可见高回声乳头样结构，或呈蜂窝状改变，囊壁不规则增厚，后方回声增强，一般不引起胰管或胆道扩张及转移征象。超声引导经皮细针穿刺细胞学或组织学检查、CT 和血管造影检查可明确诊断。

（4）其他引起梗阻性黄疸的疾病：主要有壶腹部癌、胆总管远端癌、胆总管结石，其鉴别见表3-1。

表3-1 常见的梗阻性黄疸鉴别诊断

	胆总管结石	胰头癌	壶腹部癌	胆总管远端癌
发病率	多见	不少见	少见	少见
病程	长	短	短	短
黄疸	时轻时重	进行性加重	时轻时重	时轻时重
胆囊肿大	常可肿大	常肿大	常可肿大	常可肿大
胰头肿大	无	有	无	无
主胰管扩张	少见	多见	多见	无
胆总管扩张	轻或中度	多见，进行性加重	多见，进行性加重	多见，进行性加重
胰周血管受压推移现象	无	常见	有	少见
邻近器官及淋巴结转移	无	多见，出现早	可见，出现晚	可见，出现晚

（5）与其他疾病的鉴别：如腹膜后肿瘤、胃肿瘤、十二指肠肿瘤和结肠肿瘤等，需根据解剖位置、肿块的声像图特点仔细鉴别。

4. 临床价值

胰腺癌的早期症状缺乏特异性，就诊时往往已属于晚期，因此要做到胰腺癌的早期诊断十分困难。

与其他影像技术相比，超声具有无创、简单、易行、迅速且可重复等优点，可作为胰腺癌初筛和普查时的首选诊断方法。但超声对胰腺癌的诊断易受到多种不利因素的影响，所以应结合其他影像学检查，取长补短，提高胰腺癌的诊断率。另外，可行超声引导下经皮穿刺细胞学或组织学检查。

（六）壶腹部癌

1. 病理与临床

壶腹部癌是指发生在壶腹部、胆总管末段以及十二指肠乳头附近的癌肿，以腺癌最多见，其次为乳头状癌、黏液癌等。癌肿均呈浸润性发展。早期即可浸润、阻塞胆总管和主胰管，引起黄疸；当癌肿发生溃烂、坏死与脱落时，可使梗阻部位暂通，黄疸减轻；癌肿浸润肠壁时可引起十二指肠梗阻或上消化道出血。晚期癌肿可出现局部扩散、淋巴结转移及远处转移，但发生均较胰头癌晚。

临床表现与胰头癌相似，主要症状为进行性加重的黄疸，较胰头癌出现早，黄疸可有波动；另外，还可表现为上腹痛或脊背痛、发热、上消化道出血、消瘦、乏力等。

2. 超声表现

（1）肿块位于扩张的胆总管末端，体积一般较小，癌肿边缘不规则，癌肿有浸润时和周围组织分界不清。

（2）肿块内部回声多呈低回声，少数可呈高回声或混合回声。

（3）壶腹部癌可以表现为胆道扩张、胆囊肿大、主胰管扩张；晚期还可累及周围血管和器官，以及淋巴结及肝转移等表现。

3．鉴别诊断

（1）需与胰腺癌、胆总管远端癌、胆总管结石鉴别。

（2）胃肠道肿瘤：壶腹部癌可引起胃肠道出血，应与胃肠道肿瘤相鉴别。超声对胃肠道肿瘤诊断较困难，可依靠胃肠道造影和纤维内镜等检查鉴别。

4．临床价值

超声能够显示部分壶腹部癌或可从胆管扩张的间接征象中提示壶腹周围实性占位的可能，以提示临床进一步做其他检查而确诊。另外，内镜超声对壶腹部癌的诊断优于其他检查方法，并能够提示壶腹癌的分期。

（七）胰岛细胞瘤

1．病理与临床

胰岛细胞瘤为胰腺内分泌肿瘤。可分为两类：功能性胰岛细胞瘤和无功能性胰岛细胞瘤。功能性胰岛细胞瘤，又称为胰岛素瘤，是临床最多见的胰岛细胞瘤，大多为良性，多发生在胰腺体尾部。如 β 细胞不产生胰岛素，称为无功能性胰岛细胞瘤。

胰岛素瘤典型的临床表现由胰岛素分泌亢进而引起，主要表现为 Whipple 三联征：阵发性低血糖；发作时血糖低于 2.8mmol/L；经静脉注射或口服葡萄糖或进食后可迅速缓解。无功能性胰岛细胞瘤少见，临床常无症状，因上腹部发现肿块或体检时发现。

2．超声表现

功能性胰岛细胞瘤体积一般较小，多位于胰体、胰尾部位，呈圆形或椭圆形。肿瘤较大时形态可不规则，边界整齐、光滑、有包膜。肿瘤内部多为回声均匀的低回声或弱回声。肿瘤较大时内部可合并出血、囊性变，表现为肿瘤内部出现形态不规则无回声区，偶可见到钙化形成的斑块状强回声，肿瘤较大时可压迫周围脏器或血管。恶性胰岛细胞瘤生长迅速，肿瘤边缘不规则，瘤体内常有出血、坏死，肿瘤可转移到周围淋巴结和肝脏。

非功能性胰岛细胞瘤的声像图表现与功能性胰岛细胞瘤相似，但较后者体积大，肿瘤可压迫周围脏器或血管。肿瘤如生长较快并伴有周围淋巴结和肝脏转移的征象，表明肿瘤已恶性变。

3．鉴别诊断

（1）与胰腺癌及胰腺囊腺瘤（囊腺癌）鉴别：胰腺癌边缘不规则，内部多呈低回声或混合回声，胰头癌多伴有胆道或胰管扩张、周围脏器或组织受压、浸润以及转移征象。

（2）胰腺周围脏器的肿块：非功能性胰岛细胞瘤由于体积较大，常表现为左上腹肿块，因此需要与胃、左肾、左肾上腺和腹膜后肿瘤相鉴别。胃肿瘤位于脾静脉前方，饮水后可鉴别。左肾、肾上腺和腹膜后肿瘤位于脾静脉后方。

4．临床价值

功能性胰岛细胞瘤因有典型的低血糖症状，临床较容易做出诊断，但由于瘤体体积一般较小，超声对其显示率也较低。非功能性胰岛细胞瘤一般体积较大，超声较易发现。术中超声能够显示术前常规超声检查未发现的小肿瘤，敏感性较高。

（八）梗阻性黄疸的鉴别诊断

1. 病理与临床

黄疸是由于血清中胆红素升高致使皮肤、黏膜和巩膜发黄的体征。按病因学可分为以下几类：溶血性黄疸、肝细胞性黄疸、胆汁淤积性黄疸（梗阻性黄疸）、先天性非溶血性黄疸。其中梗阻性黄疸按病因和发病机制又可分为肝内性和肝外性。胆道梗阻时由于胆管受压狭窄、胆汁排泄受阻、内部压力增高，导致梗阻近端胆管扩张。

2. 超声表现

超声诊断梗阻性黄疸的依据是胆道系统的扩张。

（1）胆管扩张的声像图表现：①肝内胆管扩张：正常左右肝管内径一般＜2mm 或小于伴行门静脉内径的 1/3，当肝内胆管内径＞3mm 时可提示扩张，轻度扩张的肝内胆管可与伴行的门静脉呈"平行管"征；重度扩张的肝内胆管呈枯树枝或放射状向肝门部汇集，门静脉常受压显示不清，扩张的胆管壁不规则，管道多叉，应用彩色多普勒超声容易区分扩张的胆管和门静脉。②肝外胆管扩张：一般正常肝外胆管上段内径不超过 6mm，7～10mm 为轻度扩张，＞10mm 为显著扩张。扩张的肝外胆管内径与伴行的门静脉内径相似时，形成"双筒猎枪"征，为诊断肝外胆管扩张较特异的征象。

（2）梗阻部位的判断：①胆总管下段或壶腹部梗阻：梗阻以上全程胆道均可扩张，包括胆总管、胆囊管、左右肝管、肝内胆管全程扩张，胆囊增大；如梗阻发生在胆总管与主胰管汇合的壶腹部或以下，同时多伴有主胰管扩张。②胆总管中上段梗阻：胆囊轻度增大，梗阻部位以上的胆总管扩张，以下的胆总管不扩张。③肝总管与胆囊管汇合部位以上梗阻：肝总管、左右肝管、肝内胆管扩张，胆囊不增大。④左肝管或右肝管梗阻：患侧肝内胆管及其分支肝内胆管扩张，胆囊和胆总管正常；如梗阻发生于左右肝管汇合部位，则左右肝内胆管均扩张。胆囊和胆总管正常。⑤胆囊管梗阻：仅胆囊增大，其余胆道系统无扩张。

（3）判断梗阻病因：梗阻性黄疸病因中，90%以上是由胆管结石、胆管癌、胰头癌以及壶腹部癌引起，其中又以结石、癌肿最为多见，其他少见的病因有胆道蛔虫、胆总管囊肿、化脓性胆管炎、胆道狭窄等。胆管梗阻病因主要是对结石与肿瘤进行鉴别诊断。

胆管结石：特征性表现为形态规则整齐的点状或团状强回声，后方伴声影，与胆管壁分界清楚，胆管壁连续无中断。膝胸位或脂餐试验后结石可随体位改变而移动。

软组织肿瘤：多显示为低回声或等回声肿块，形态不规则，后方无声影，与胆管分界不清或无分界，不随体位改变而移动。胆管壁增厚，当癌肿浸润生长破坏胆管壁时，表现为管壁的高回声线中断。

3. 临床价值

超声为无创性检查，操作简单易行，可在血中胆红素升高而黄疸未出现时，通过胆管扩张诊断胆道梗阻，超声还可进一步判断梗阻部位及推断梗阻病因，是梗阻性黄疸首选检查方法。但超声对胃肠道气体较多患者的胆总管下段显示欠佳。

第四节　脾脏

一、解剖概要

脾脏是人体最大的淋巴器官，位于左季肋区深部的腹腔内，第9～11肋的深面，长轴与第10肋一致。正常时在左肋弓下触不到脾。脾外形似蚕豆状或半月状，长11～12cm，宽7cm，厚4cm，重150～200g。有上、下两缘，膈、脏两面；脏面凹陷，近中央处为脾门，有脾血管、神经、淋巴等出入，称为脾蒂，为超声显示的一个重要标志。除脾门外，脾脏其余大部均被腹膜所遮盖。脾的脏面内下方与胰尾和横结肠脾曲相邻，上方与膈肌相贴，右前方与胃相邻，后下方为左肾及左肾上腺。脾上缘前部有2～3个脾切迹。在脾的附近，特别是胃脾韧带和大网膜中可存在副脾，出现率10%～40%。副脾的位置、大小和数目不定，诊断时应予以注意。

脾血管包括脾动脉和脾静脉。脾动脉是腹腔动脉的最大分支，沿胰腺上缘走行分出2～3个末支进入脾脏。

脾静脉由脾门处的2～6个属支组成，与脾动脉伴行，达胰颈部与肠系膜上静脉汇合成门静脉主干，脾静脉管径一般比脾动脉大1倍。

二、超声检查技术

1．患者准备

脾脏的超声检查多以空腹检查为最佳，但饮食后也能检查，只是显示清晰程度不如空腹检查。如遇胃肠气体较多，可饮500mL水充盈胃腔作为透声窗进行检查。有效的腹式呼吸有助于脾脏的检查。

2．体位

（1）右侧卧位：为脾脏超声检查最常用的体位。此时，脾脏往前下移动，便于从肋间不同断面扫查脾脏。

（2）仰卧位：主要为不易变动体位的患者或需显示脾脏的冠状面时采用。但易受肋骨遮挡的影响。

（3）俯卧位：较少用。主要显示脾脏下极、脾脏在其他体位不能显示时，以及需与其他脏器病变鉴别时采用。

3．仪器

选高分辨力实时超声诊断仪，多采用凸阵弧形探头，亦可采用扇形探头或线阵探头，探头频率多用2.5～3.5MHz，儿童可用5MHz。

4．切面途径

（1）左肋间切面：右侧卧位或仰卧位。探头置于左第9～11肋间，调整探头角度，可获取近乎脾脏长轴的斜切面。这是观察脾脏形态、内部结构及脾脏血管的最常用切面。

（2）冠状切面：仰卧位或右侧卧位。探头置于左腋后线至左腋中线，可显示脾脏的冠状切面。

（3）左肋下斜切面：仰卧位。在脾大或显示脾门结构与周围的关系时采用。

（4）背部肋间切面：俯卧位。于左肩胛线与腋后线之间进行扫查。

5. 测量方法

脾脏的测量方法甚多，常用径线长度，也以面积和体积作为测量指标。常用的超声测量方法如下。

（1）径线测量法：主要是指脾脏的最大长径和厚径。脾脏的最大长径是指脾声像图上的内上缘至外下缘间的距离，其正常值范围为 8～12cm。脾脏的厚径是以脾膈面弧度做切线到脾门处的距离，正常值范围为 3～4cm，但不超过 4.5cm。

（2）面积测量法：日本学者 Koga 提出计算脾脏面积的公式 $S=K×a×b$。公式中 S 代表脾的纵断面积，a 为长径，b 为厚径，K 为常数 0.8～0.9。正常人 K 取 0.8，肝病患者 K 取 0.9，脾脏面积正常参考值为 20cm²。

三、正常超声表现

（1）二维超声：脾外形与切面有关，冠状切面可呈近似三角形，肋间切面可呈半月形。其轮廓清晰，表面光滑，膈面略向外凸起，脏面凹陷，其中部即为脾门，可见管道状较高回声包绕的血管结构。正常脾脏回声呈弥漫性略低回声（相对于肝实质），内部回声分布均匀。

（2）彩色及脉冲多普勒：彩色多普勒显示脾血管呈条状从脾门处进入脾实质内，并在其内分支。彩色多普勒可显示脾静脉血流为蓝色、脾动脉血流为红色，两者紧贴，有时较难区别；脾静脉和脾动脉在脾内可呈树枝状分布，通常可显示一到二级分支。脉冲多普勒显示脾静脉为连续性血流频谱，可受呼吸等因素的影响；脾动脉呈与心率一致的搏动状血流频谱。

（3）超声造影：注射超声造影剂 Sono Vue 10～15 秒后，脾内小血管由脾门处开始呈放射状向内分支样增强，随后脾实质开始不均匀增强。40～50 秒后，脾实质呈均匀增强，持续 5～10 分钟。

四、脾脏疾病

（一）脾脏先天性异常——副脾

1. 病理与临床

副脾于胚胎期在背侧的胃系膜内，因一些脾组织芽胚未能融合而形成，多位于脾门、脾蒂及大网膜处。副脾可随着年龄的增长逐渐萎缩。正常副脾者无临床表现，在副脾发生扭转时可出现急腹症等临床表现，而腹腔型副脾可在腹部摸到肿块等。

2. 超声表现

（1）二维超声：超声所能显示的副脾，多呈圆形或椭圆形，包膜清晰完整，内部回声细小致密与正常脾脏回声一致，多位于脾门处，超声易于检测。偶可发现脾血管与其相连。

（2）彩色及频谱多普勒：可显示脾血管的彩色血流进入副脾，频谱多普勒可测其血流为动脉及静脉血流频谱。

（3）超声造影：注射造影剂后，副脾与脾脏呈同步增强、同步减退，其内部回声与脾实质回声相同。在造影早期，有时可观察到 1 支小动脉由脾门开始出现，并通入与其对应的副脾内。

3. 鉴别诊断

（1）脾门淋巴结：可为多发性，呈圆形、均匀的低回声肿块，其内部回声常比正常脾脏低，彩色多普勒未能显示脾血管与淋巴结相通。

（2）胰尾部癌：可在胰尾部出现低回声肿块，内部回声不均，彩色多普勒可测及彩色血流及动脉频谱。

4．临床价值

正常人群中出现副脾无临床意义。但有脾脏病变或行脾切除术的患者，确定副脾的存在具有一定意义。脾脏功能亢进者在行脾切除术时明确副脾的存在尤为重要。在某些血液病中，脾脏受累，亦可累及副脾，使其增生肿大，容易误认为肿瘤。常规超声对其诊断有较高的准确性。同时，由于副脾可多发，位置不定，故超声未能发现副脾者亦不能否认副脾的存在。而超声确定的副脾个数亦常比实际情况少。

（二）脾大

1．病理与临床

脾大的原因很多，可分类如下。

（1）感染性脾大：包括急性和慢性炎症，如病毒性肝炎、血吸虫病等。

（2）非感染性脾大：①瘀血性脾大：如肝硬化门静脉高压、慢性右心衰等；②血液病性脾大：如白血病、淋巴瘤等；③脾肿瘤等引起的脾大。

脾脏弥漫性肿大多为全身性疾病的一部分，临床表现除有不同程度的脾大及由于脾大压迫周围脏器（如胃）所致的腹胀、食欲缺乏等外，主要源于全身性疾病的表现。

2．超声表现

（1）二维超声

脾大指标：如有以下二维超声表现之一者，可考虑脾大：①在肋缘下超声能显示脾脏时，且除外脾下垂者。②成人脾脏厚度超过 4.5cm，最大长径＞12cm。③脾脏面积指数超过 20cm²。④脾上极接近或超过脊柱左侧缘（腹主动脉前缘）。⑤小儿脾脏，脾/左肾长轴比率＞1.25。

超声对脾大程度的确定：①轻度大：超声的脾测值超过正常值，在仰卧位平静呼吸时，肋缘下刚可测及脾脏，深吸气时不超过肋缘下 3cm。多见于感染性疾病或门静脉高压引起的脾大。②中度大：脾脏各径线测值明显增大，仰卧位平静呼吸时肋下缘可测及脾脏；深吸气时，脾下极在肋缘下可超过 3cm，但不超过脐水平线。多见于白血病、淋巴瘤或感染性单核细胞性脾大。③重度大：脾脏明显肿大，失去正常形态，脾门切迹消失，周围脏器可被肿大的脾脏推挤、移位，脾下极可超过脐水平线以下。多见于骨髓增生性疾病或慢性粒细胞白血病。

（2）彩色多普勒超声：显示脾内彩色血流亦可增多，彩色多普勒可测得脾静脉最大血流速度多较正常值降低。当脾静脉内血栓形成时，彩色多普勒可显示脾静脉血流消失或变细等表现。

（3）超声造影：脾大在超声造影上表现为轻度延迟的整体增强，增强强度略低于正常脾脏，其增强早期的不均匀表现可能更明显一些。近年来，超声造影定量分析技术能通过分析定量参数，为脾大的诊断提供更多特异性的表现。

3．鉴别诊断

（1）腹膜后巨大肿瘤：有时后腹膜巨大肿瘤可将脾脏推向上方或后方而不能显示，而占据脾区的后腹膜肿瘤被误为脾脏，可以通过左肋缘下方的扫查来明确诊断。

（2）左肝巨大肿瘤：肝左外叶肿瘤，尤其是向脾区方向生长的肿瘤会与脾大相混淆。通过该肿块的回声及显示正常的脾脏可以鉴别。

4. 临床价值

由于脾大时内部回声缺乏特异性，二维超声对弥漫性脾大的病因鉴别诊断帮助不大。但超声可对脾大程度的变化进行监测，以了解病程的进展和疗效变化。如白血病在进行药物化疗时，可用超声显像观察脾脏的大小，以评价疗效等改变。

（三）脾破裂

1. 病理与临床

脾破裂按发病原因可分为创伤性脾破裂、自发性脾破裂和医源性脾破裂。其中创伤性脾破裂占85%～90%。根据病理及破裂部位可分类如下。

（1）中央型脾破裂：为脾实质部分的损伤破裂。包膜和浅表层脾实质完好，而在脾实质深部形成血肿。

（2）脾包膜下破裂：为包膜下脾实质破裂。脾包膜完整，出血流至脾包膜下形成血肿。

（3）真性脾破裂：为脾实质和包膜同时破裂，为脾破裂最常见类型。

脾破裂部位最多见于脾外侧膈面，也可发生于脾上极、下极或近脾门处。临床表现与破裂的部位、类型及程度有关。轻者仅在左季肋部局部疼痛，重者可出现局部胀痛、绞痛、割裂痛、左肩放射痛，甚至腹膜刺激征，乃至出现休克等症状。如不及时诊断和抢救，短时间内可因失血过多而死亡。

2. 超声表现

（1）二维超声和彩色多普勒：①中央型：脾脏大小可因创伤程度不同而正常或增大，脾实质内出现局部不规则的低回声区，回声可不均匀，后方轻度增强。如形成明显的血肿，可呈无回声区或内含细小的点状回声。彩色多普勒常显示其内部无血流信号。②包膜下型：脾外形失常，径线增大，内部回声密集增强，脾包膜光滑、完整但隆起，其与脾实质之间为无回声区，呈月牙形；严重者，可压迫脾实质，使其表面呈凹陷状。无回声血肿可随时间的延长而出现细小点状回声、条索状回声、中高回声等改变。③真性破裂：显示高回声的脾包膜线局部中断或不完整，该缺损呈无回声线状结构并伸入脾实质内，并出现不规则形的稍高回声或低回声、无回声区。同时在脾周围可出现无回声区，严重者可在腹腔内出现游离的液性无回声区。彩色多普勒在脾损伤区未能显示彩色血流信号。

（2）超声造影：超声造影能明确地显示脾脏损伤病灶，帮助明确诊断。注射造影剂后，脾破裂区域显示为边缘清晰的轻度增强或不增强区，尤其在增强晚期更为明显。而脾撕裂伤病灶表现为垂直于脾脏表面的边缘清晰的低回声带。若造影剂从脾表面溢出至脾周围，常提示有活动性出血。

3. 鉴别诊断

（1）脾肿瘤：常呈圆形或卵圆形，边界较清晰，并且常可在病灶内测及动脉彩色血流。

（2）脾脓肿：常有发热等全身表现。脾内病灶可有液化不均区，并且脓肿壁较厚，彩色多普勒可测及彩色血流。

4. 临床价值

早期诊断脾破裂对抢救患者的生命至关重要。明确的外伤史及脾内异常回声区即可确诊脾破裂。但有些脾破裂破口较小且隐蔽，加之脾脏的解剖位置及急诊患者肠腔气体掩盖，使超声容易漏诊。此时，应常规检查腹腔内有无游离无回声区，来间接提示脾破裂的诊断。超声测定腹腔内游离液体敏感性高，符合率可达96.7%。增强CT诊断脾破裂的敏感性比常规超声为高，但超声造影能明显提高其诊断的敏感性。同时，对某些脾内或脾包膜下血肿可用超声密切随访观察，监测延迟性脾破裂的出现，并决定是否行保守或手术治疗等。另外，对于某些假阴性患者的及时超声复查可提高其检出率。脾破裂的超声造影表现更具一定的特征性，对其明确诊断具有很大的帮助。

（四）脾脓肿

1. 病理与临床

脾脓肿较为罕见，多来自血行感染，占75%；可继发于伤寒、败血症及腹腔内化脓性感染等，亦可为全身感染疾病的并发症。近年来，多见于静脉内药物的使用、腹部穿透性创伤、脾栓塞后或脾内血肿并发感染等情况。脾脓肿可为单发或多发。常见的病菌为沙门氏菌、葡萄球菌和链球菌。

脾脓肿临床上主要表现为高热、寒战，左上腹疼痛或触及包块，白细胞计数增高。脓肿破裂可引起腹膜炎等症状和体征，如不及时治疗可致死亡，有报道死亡率可高达39.3%。

2. 超声表现

（1）二维超声：在脾脓肿早期，脾实质内可无任何回声改变，或显示单个或多个边界模糊的稍低回声区，呈圆形或椭圆形。随着脓肿的成熟，病灶可呈圆形或不规则形无回声区，内壁不光整，其中有散在点状或片状的高回声；脓肿较大时，其内部反射物可随体位改变而浮动。脓肿壁厚，后方回声增强。有报道87%脾脓肿可表现为低回声区。同时，部分病例可出现脾周围不规则低回声或无回声区。如脓肿位于脾上极，可致左侧胸腔反应性胸膜炎。个别病例可在脓肿内出现强回声气体样反射。

（2）彩色及频谱多普勒：在脓肿早期可测及彩色血流信号，并可测及动脉血流。成熟时，内部液化区未见彩色血流信号。而在脓肿壁可出现线状彩色血流，其动脉的阻力指数多为低阻型。

（3）超声造影：脾内脓肿表现为边缘清晰，周围回声环状增强，内部轻度增强的病灶，尤其在造影晚期表现更明显。脓肿内部的分隔可见增强表现，其内部坏死、液化部分未见明显增强。脾包膜下或脾周脓肿病灶表现为周围环状增强，中心未见明显增强。

3. 鉴别诊断

（1）脾囊肿：较为少见。表现为圆形无回声区，壁薄清晰，规整，后方回声明显增强。CDFI：内部未见血流信号。

（2）脾血肿：多为不规则低回声型，或无回声区内伴点状反射，多有新近外伤史可作为鉴别。早期血肿内部液性成分较多，显示为无回声，随着时间的推移，其内部回声可逐渐增高或呈分隔样等。

（3）脾梗死：多为楔形或不规则形的低回声区，边界可清晰但无明确包膜，彩色多普勒无血流信号。超声造影显示梗死灶内无增强。

（4）脾淋巴瘤：可呈低回声，内部均匀或不均匀圆形团块，边界清晰规整。彩色多普勒可显示内部彩色血流信号，并可测及动脉血流。

4. 临床价值

以往脾脓肿较为罕见。近年来由于影像技术的发展，脾脓肿的发现有增多趋势，死亡率也降至10%左右。而单房型脾脓肿的治愈率明显高于多房型的脾脓肿。超声和 CT 仍为明确诊断脾脓肿的首选方法。CT 诊断准确率可达 96%，尤其在脾脓肿初期的诊断符合率高于常规超声。而超声造影则对其明确诊断有很大的作用。超声引导下经皮穿刺引流可达到诊断和治疗的双重目的。

（五）脾梗死

1. 病理与临床

脾梗死是由于脾动脉的突然栓塞或脾静脉血栓所致的脾窦状隙的缺血、坏死、纤维化及瘢痕形成等病理改变。能引发动脉栓子的疾病均可发生脾梗死。临床上轻度脾梗死可仅有低热、白细胞增多；严重者可突然发生左上腹疼痛，并向左肩放射，伴高热，脾周围炎，甚至继为脾脓肿。

2. 超声表现

（1）二维超声：脾外形无明显增大或变形。依脾动脉阻塞分支的分布区，脾内可出现一个或多个楔形或不规则形的低回声区，内见高回声光点。楔形的基底部朝向膈面，尖部朝向脾门。病灶边界清晰，内部回声随坏死程度可呈低回声或无回声，分布可均匀或呈蜂窝状结构。随着时间延长，病灶可变大或缩小，内部回声可增多并呈不均匀条状回声，甚至钙化等改变。对于脾静脉栓塞引起的脾梗死，梗死可侵及整个脾脏，同时伴有明显脾大。

（2）彩色多普勒：多显示病灶内部无任何彩色血流，偶可见脾血管在近病灶处血流中断或绕行。

（3）超声造影：与周围脾实质相比，部分脾梗死患者梗死区未见造影剂充填，呈无回声区，其边界清晰锐利，并在增强早期可观察到梗死区旁的脾动脉分支增强时出现突然中断的现象。在梗死区周围有时可有轻度增强的高回声环绕。

3. 鉴别诊断

（1）脾血肿：常有外伤史。在脾实质内病灶回声低，无楔形样外形，彩色多普勒未见彩色血流信号。

（2）脾肿瘤：常呈圆形，回声低，彩色多普勒可显示内部有彩色血流及动脉信号。

4. 临床价值

急性期根据超声表现和病史诊断较易，但陈旧性病灶易与脾脏肿瘤混淆。仔细观察声像图表现及定期随访有助于诊断。超声造影的出现使诊断变得更加容易和准确。尽管 CT 对脾梗死的特异性比超声稍高，但超声简便，重复性好，仍为脾梗死诊断的首选方法。

（六）脾囊肿

1. 病理与临床

脾囊肿临床上很少见，可分为寄生虫性和非寄生虫性两大类，后者又可分为真性和假性两类。真性脾囊肿包括单纯性囊肿、表皮样囊肿、淋巴管囊肿，内为纯清浆液或黏稠液体，如囊内出血可出现血性液体；假性脾囊肿可为外伤、脾周围炎症、脾梗死等因素引起。脾囊肿小者数毫米，大者可达数十厘米；可单个，可多发。

临床脾囊肿多无症状，偶可出现左上腹不适或胀痛。大囊肿压迫周围脏器可致食欲缺乏、恶心、呕吐、腹泻或便秘、体重减轻等。

2. 超声表现

（1）二维超声：脾内出现一个或数个无回声区，呈圆形；囊壁光滑，边界清晰，囊壁后方回声增强；真性囊肿内部经常出现分隔，而假性囊肿周边常会有钙化回声。如囊内出血或感染表现为脾囊肿壁增厚，可在囊内出现散在的点状或斑块状中低回声，偶尔可随体位改变出现翻滚现象；如囊壁钙化，可局部或整个囊壁呈现强回声伴后方声影。如囊肿较大，可将脾脏推移、挤压、变形，个别可出现脾实质部分变薄。脾血管可受压移位。

（2）彩色多普勒超声：显示囊内无彩色血流，部分病例可见囊壁上有点状彩色血流。

（3）超声造影：显示脾囊肿内未见增强，呈无回声。

3. 鉴别诊断

（1）胰尾部囊肿：多为假性囊肿，与脾脏紧贴。但脾脏轮廓完整，而胰尾多缩短或消失并与胰体紧连。

（2）脾动脉瘤：位于脾门的脾囊肿与脾动脉瘤用常规二维超声甚难鉴别，而用彩色多普勒是简单而准确的方法，可显示无回声区内有彩色血流，并呈旋涡状，脉冲多普勒可测及动脉血流频谱。

4. 临床价值

脾囊肿相对于肝脏囊肿来说是少见的。但超声仍是检查脾囊肿的首选方法，并且其敏感性和特异性均较高。

（七）脾脏肿瘤

1. 病理与临床

脾脏肿瘤可分为与淋巴瘤和白血病有关的、原发性及转移性三类。

（1）与淋巴瘤和白血病有关的脾脏肿瘤：脾脏中淋巴瘤和白血病病灶大多是疾病全身表现的一部分，偶尔可在脾脏中首先出现霍奇金和非霍奇金淋巴瘤。淋巴瘤多发在脾脏的白髓，而白血病则多涉及红髓。其病灶小至仅切片才能发现的微小结节，大的可相互融合侵占整个脾脏。

（2）原发性脾脏肿瘤：可分良性和恶性两类。前者以脾血管瘤为最多见，其尸检的检出率为0.3%～14%；其次有脾脏淋巴管瘤、脾错构瘤、脾脏炎性假瘤等。脾脏原发性恶性肿瘤最常见为恶性淋巴瘤，但比脾脏继发性霍奇金病及非霍奇金淋巴瘤少见。其次为脾脏血管肉瘤，是一种少见的高度恶性脾脏肿瘤，有报道 25%～30%的脾血管肉瘤患者在自发性脾破裂后才得以确诊，并且8%的患者在确诊时已有转移。

（3）脾脏转移性肿瘤：脾脏虽然是淋巴器官，但恶性肿瘤转移至脾脏者远较淋巴结、肺、骨骼为少见。有报道尸检中实质性肿瘤孤立转移至脾脏的发生率为 1.6%～30%，但恶性肿瘤有广泛性转移者50%以上同时有脾脏转移。其原发肿瘤可来自乳腺癌、肺癌、黑色素瘤、宫颈癌、子宫内膜癌及卵巢癌。也可由腹膜后肿瘤、胰腺癌直接侵犯所致。

脾脏良性肿瘤多无症状，当肿瘤较大引起脾大时可致左上腹不适、隐痛等。脾脏原发性恶性肿瘤在早期亦可无任何症状，随着肿瘤增大可出现左上腹疼痛伴闷胀感，继而触及肿块或肿大的脾脏；亦可出现全身乏力、倦怠、体重减轻、发热、贫血等临床症状。巨大脾脏亦可压迫邻近脏器使其发生移位，引起饱胀，呼吸困难、肩痛及便秘等症状；部分患者可出现自发性脾破裂。脾脏转移性肿瘤多半无症状，或仅表现为原发病症状；部分患者可伴脾功能亢进、溶血性贫血、胸腔积液和恶病质等；亦可由于转移瘤本身发生坏死液化或增大的淋巴结压迫脾静脉导致瘀血性脾大。

2．超声表现

（1）脾血管瘤：二维超声显示脾内出现一个或一个圆形或椭圆形的实质团块，边界清晰规整，多为高回声，亦可呈低回声或混合回声，内部分布均匀或呈蜂窝状。当瘤体内出现栓塞、纤维化等改变时可使内部回声分布不均。彩色多普勒血流显像常未能显示瘤体内的彩色血流，个别在瘤体周边测及点状或短线状血流，可为动脉或静脉血流频谱。

超声造影可显示较大的血管瘤，表现为快速呈向心性或弥散性增强，增强持续时间较长。有时大的病灶增强后会有后方衰减等改变。

（2）脾淋巴管瘤：即海绵状淋巴管瘤或囊性淋巴管瘤。二维超声上与脾血管瘤表现相似，即多为稍高回声型或蜂窝状结构，边界清，内部分布欠均匀；彩色多普勒较少显示彩色血流信号。超声造影常显示病灶轻度增强，并可出现树枝样逐渐填充整个病灶，其消退也较慢，与脾血管瘤相似。

（3）脾淋巴瘤：脾内出现多个低回声或弱回声的圆形实质性肿块，内部回声分布可均匀或不均匀，边界清晰但无明显的肿瘤包膜。随着肿瘤增大，低回声团块可相互融合或呈分叶状。个别呈蜂窝状低回声，内有条状间隔。彩色多普勒可显示瘤体及周边彩色血流，并可测及高速高阻动脉血流。

（4）脾转移性肿瘤：脾内肿瘤的声像图表现与原发肿瘤病理结构有关，多为低回声，部分呈高回声及混合回声，内部分布不均匀，边界可清晰，个别可出现周围晕环。可为多发。病灶增大可相互融合成团块状，彩色多普勒多不能显示瘤体内的彩色血流，个别可在周边显示高阻型动脉血流。

脾淋巴瘤及脾内转移肿瘤不但在二维超声，而且在超声造影上都具有类似的表现。注射造影剂后，可以观察到病灶周边开始环状增强，而后向病灶内部填充，并常在1分钟内消退并呈低回声。病灶边界清晰，但其回声强度常低于周围脾实质。到增强晚期，病灶—脾实质之间的反差更为明显，能发现二维超声不能发现的小病灶或转移灶。

3．临床价值

尽管脾脏肿瘤发病率很低，但超声对脾脏肿瘤有较高的检出敏感性，使脾脏肿瘤检出率逐年增高。常规超声对脾占位囊实性鉴别具有较高的准确性，而对脾脏肿瘤的定性诊断仍有一定的困难。彩色多普勒虽能反映脾脏肿瘤的血供情况，但其对脾脏肿瘤的定性诊断仍有一定的局限性。新近的超声造影对其明确诊断具有一定的帮助。其通过肿瘤血流灌注的表现进行诊断，能明显提高肿瘤内血流的检出，并能提高脾肿瘤的病灶检出率，尤其是脾恶性淋巴瘤病灶的检出。同时，还对化疗后病灶的疗效随访有很大帮助。而采用超声引导下穿刺活检，则能进一步提高脾脏肿瘤诊断的准确性。

第五节　胃肠

一、解剖概要

胃是人体消化系统中最主要的器官之一，胃上端连接食管，下端连接十二指肠，通常将胃分成贲门部、胃底部、胃体部和胃窦部。胃小弯呈内凹形，胃大弯呈外凸形，与食管相连处称贲门，下与十二指肠相连处称幽门。胃壁自内向外由黏膜层、黏膜肌层、黏膜下层、肌层和浆膜层组成。

十二指肠是小肠首段，全长 25cm，呈 C 形包绕胰头，分为球部、降部、水平部和升部。上接胃幽门，下连空肠。球部长 3～5cm，多数与胆囊相邻；降部长 7～8cm，沿第 1～3 腰椎右缘向下行走，内邻胰头，后方与右肾及下腔静脉毗邻，前方有横结肠跨越，降部左后缘与胰头间有胆总管下行；水平部长 10～12cm，位于胰腺下方，于第 3 腰椎平面下腔静脉的前方自右向左横行，穿越肠系膜上动脉与腹主动脉之间的间隙；升部是十二指肠的最短部分，长 2～3cm，它自腹主动脉左侧前方斜向左上方至第 2 腰椎左侧，再向前下方转折延续为空肠，其转折处的弯曲称十二指肠空肠曲。空肠、回肠及结肠迂曲盘绕在中下腹，升结肠位于右侧腹，降结肠、乙状结肠位于左侧腹，横结肠位于上腹部，空肠、回肠位于脐的四周。

胃的血液供应，胃的营养动脉来自腹腔动脉，胃的动脉沿胃小弯、胃大弯分布于胃壁外表，各自形成一个动脉弓。肠系膜上动脉发出分支供养小肠、回结肠、右半结肠、横结肠。肠系膜下动脉主要供养左半结肠、乙状结肠。

二、超声检查技术

1. 患者准备

检查胃需空腹 8～12 小时，无梗阻症状。肠道检查前需排便。

2. 体位

检查胃开始可采取半卧位，然后左侧卧位及右侧卧位。肠道常取仰卧位。

3. 仪器

采用二维超声诊断仪，探头频率 3.5～5MHz。

4. 检查方法

（1）将事先准备好的温开水 500～800mL，连续饮下。

（2）现有粉状胃超声造影剂，通常将一包粉状物倒入杯内，先用开水搅拌成糊状，然后加温开水至 500～800mL，充分搅匀后连续饮下。

（3）检查结肠可采用 1500mL 左右温开水或糊状液性造影剂经直肠连续缓慢灌注。

（4）在饮用造影剂检查时首先采取上腹纵切，观察食管下段及贲门，进一步向左连续扫查观察胃底、胃前后壁、大弯侧，然后向右扫查至幽门，同时右侧卧位观察十二指肠球部及降部。

（5）结肠灌注对比剂超声检查时，沿着乙状结肠跟踪造影剂充盈的部位连续扫查。

胃肠造影具体步骤如下。①贲门、食管下段切面：探头斜置左季肋下近剑突处，向左后方旋转扫查，可获食管下段和贲门长轴；再进行十字交换扫查，即可获贲门及食管下段短轴切面。②胃底切面：探头斜置左季肋部，向左后上方旋转扫查，角度范围 0°～80°，该切面可较完整显示胃底周壁。③胃体切面：探头在左上腹纵置移扫，即可显示胃体长轴；探头于左上腹横置移扫，即可显示胃体短轴。④胃角切面：探头横置腹部，在脐周上下 3～5cm 处连续横扫，可获得类似双环征声像。双环连接处是胃角横断面，其左侧环是胃体部，右侧环是胃窦部。⑤胃窦切面：探头长轴斜置脐部与右上腹间，以不同角度扫查获取该部胃腔最长声像图，再以此方位进行左右或上下移扫，可获完整的胃窦长轴；以胃窦长轴切面的探头位置，进行十字交换后连续扫查，即可获完整的胃窦短轴切面。⑥胃脐下斜切面：探头斜置脐周与左上腹间，向右前方连续扫查，可显示清晰的胃脐下斜切面；该切面有利于观察胃小弯和胃角部小病灶。⑦十二指肠切面：探头纵置右上腹，其上端向右旋转 60°，向左旋转 30°，探头下端相对固定，在此范围可扫获较完整的十二指肠声像。

正常人可根据空肠、回肠及结肠的腹部体表投影进行广泛扫查，多因肠道积气及内容物产生的强反射致肠壁测量困难。结肠灌注对比剂超声检查时，沿着乙状结肠跟踪造影剂充盈的部位连续扫查。

三、正常超声表现

胃壁与胃腔：饮用造影剂后食管下端及贲门显像清晰，造影剂通过无滞留，管壁回声清晰，表面光滑，管腔无狭窄，生理形态规则。

胃壁结构自内到外依次为黏膜层（强回声）、黏膜肌层（低回声）、黏膜下层（强回声）、肌层（低回声）、浆膜层（强回声），壁层次间厚度匀称。胃体壁黏膜面光滑、规则，其大弯和后壁可见少量黏膜皱襞微细小起伏。

胃腔造影剂显示均匀回声，可随胃蠕动改变胃腔形态，幽门开放自然，通过顺利。

胃蠕动起始于胃体部，通常以 1cm/s 的速度向幽门方向运动。胃蠕动波形呈节律性和对称性的管壁收缩，无突然中断现象。正常声像切面上可见 1～2 个蠕动波。

十二指肠随幽门开放逐段充盈，球部形态呈三角形或椭圆形，边界规整、清晰，球壁黏膜面光滑，其大小形态随蠕动和幽门开放出现规律变化。十二指肠降部和水平部肠腔充盈后不如胃壁边界清楚，肠壁黏膜面可见细小黏膜皱襞。十二指肠壁结构完整，自内向外分别为强回声层（黏膜层）、低回声层（黏膜肌层）、强回声层（黏膜下层）、低回声层（肌层）和高回声层（浆膜层）。

空肠、回肠及结肠在无对比剂充盈时，受肠道气体及内容物影响无法显示肠壁分层，且测量困难。

正常胃肠超声测量参考值如下。

（1）贲门管径：通常为 5～12mm。

（2）胃壁厚度：胃腔充盈 500～600mL 造影剂时，壁厚度一般为 3～6mm。

（3）黏膜皱襞厚度：胃腔充盈 500～600mL 造影剂时，胃体黏膜皱襞厚度为 4～6mm，胃窦和胃底部黏膜皱襞厚度通常小于胃体部。

（4）幽门管径：在幽门开放时内径宽度为 2～4mm，长度为 5～8mm。

（5）十二指肠球面积：通常为 3～5cm²。

（6）肠壁厚度：肠腔充盈时肠壁厚度为 3～4mm。

（7）肠腔内径：充盈时肠内径通常＜3cm。

四、胃溃疡

1. 病理与临床

胃溃疡是消化道最常见的疾病之一，它是指胃黏膜受损超过黏膜肌层的慢性溃疡。多见于20～50 岁的成年人。临床表现周期性上腹痛、反酸、嗳气等症状。可并发呕血、便血、幽门梗阻及胃穿孔等病变。

胃溃疡是一种多因素引起的疾病。当胃黏膜侵袭因素增强和防御因素削弱，导致溃疡的发生，其中胃酸分泌过多、幽门螺杆菌感染和服用非甾体抗炎药等是已知的主要病因。胃溃疡多发生在胃小弯及窦部，病变多数是单个发生，直径多在 0.5～1.5cm，典型的溃疡呈圆形或椭圆形，其边缘常有增厚、充血水肿，溃疡基底光滑、清洁，富含血管的肉芽组织和陈旧瘢痕组织，表面常覆以纤维素膜或纤维脓性膜而呈灰白或灰黄色。

2．超声表现

（1）胃壁溃疡部位局限性增厚，一般<1.5cm，其黏膜面出现凹陷。

（2）增厚胃壁呈低回声，壁增厚最大范围一般<5.0cm。

（3）溃疡凹陷部位形态尚规整，边缘对称，不随蠕动变化而消失。

（4）溃疡凹陷部壁层次模糊，凹底光滑，表面附增强回声斑。

（5）较大溃疡通常呈腔外型凹陷，并可显示黏膜纠集。

（6）多发性溃疡者可显示互不相连的多处胃壁增厚伴凹陷。

（7）未饮用胃造影剂时二维超声检查胃溃疡一般较难发现。

3．鉴别诊断

通常胃壁黏膜面出现固定的单处凹陷和圈状、点片状强回声斑附着，周围胃壁增厚，即可提示胃溃疡。对于胼胝性溃疡、巨大溃疡首先必须与溃疡型胃癌鉴别，因此，对溃疡凹陷较大，形态不规则，表现僵硬，周缘壁隆起高低不对称者，应考虑恶性病变。

4．临床价值

应用胃声学造影检查法，单纯从声像图上很难鉴别良恶性溃疡，需依靠胃镜下取活组织病理检查，以鉴别胃部良恶性溃疡。对于直径<3mm以下的溃疡和浅表性溃疡易漏诊。由于其无创伤，无痛苦，患者易接受，可反复多次检查，适于对接受药物治疗的溃疡患者的疗效观察，对不宜行胃镜检查的患者可作为一种筛选的检查方法。胃溃疡穿孔是急腹症，超声可发现肝前间隙游离气体，穿孔部位低回声伴少量积液等。

五、胃癌

1．病理与临床

胃癌是源自胃黏膜上皮细胞的恶性肿瘤，占胃恶性肿瘤的95%。早期无明显症状，当形成溃疡或梗阻时才出现明显症状。临床表现无节律性上腹痛，恶性呕吐、消瘦、黑便、乏力、食欲减退等，晚期胃癌可触及腹部肿块、出现腹腔积液、淋巴结转移、恶病质等。引起胃癌的因素较多，如亚硝基化合物、多环芳烃化合物、饮食因素、幽门螺杆菌等。

（1）早期胃癌：癌组织限于黏膜层和黏膜下层，无论有否淋巴结转移，都称为早期胃癌。其分型简化为三型：隆起型、平坦型、凹陷型。<1mm的胃癌统称为微小胃癌，为早期胃癌的始发阶段。

（2）进展期胃癌：癌组织浸润达肌层或浆膜层称为进展期胃癌，也称为中、晚期胃癌，一般把癌组织浸润肌层称为中期胃癌，超出肌层称为晚期胃癌。大体分为：结节蕈伞型、盘状蕈伞型、局部溃疡型、浸润溃疡型、局部浸润型、弥漫浸润型等。

组织学分类：腺癌、黏液腺癌、印戒细胞癌、低分化癌、未分化癌。

2．超声表现

（1）二维超声。①早期胃癌：胃壁局限性低回声隆起或增厚，病变形态不一，边界不清，一般起始于黏膜层，当侵犯黏膜下层时，局部回声可出现断续现象。病变黏膜面也可呈小火山口样征象。依据早期胃癌的病理分型，超声也可分为隆起型、表浅型和凹陷型。②进展期胃癌：胃壁异常增厚隆起，形态规则，内部回声较低、不均质，胃壁层次破坏，病变通常侵犯肌层或浆膜层，可表现胃壁结构紊乱、中断，浆膜回声线不完整。通常胃壁隆起最大范围＞5.0cm，厚度＞1.5cm，黏膜面显示多峰征与多凹征，胃腔狭窄，胃蠕动跳跃、减弱或消失。根据进展期胃癌的不同类型，超声图像一般可分为肿块型、溃疡型和浸润型。

在未饮用胃造影剂时，胃癌致胃壁增厚二维超声检查可呈假肾征或靶环征。

（2）彩色多普勒：增厚的胃壁内显示多条细条状彩色血流。

（3）胃癌转移征象。①淋巴结转移：显示胃旁或周围出现单个、多个或融合的肿大淋巴结。②直接扩散：癌肿蔓延浸润到肝脏、胰腺、网膜和腹壁，声像图显示胃壁浆膜回声线中断，癌肿与邻近器官分界模糊，粘连伴局部出现边界不清的肿块等。③远处转移：可经门静脉转移到肝脏，也可转移至肺、骨、脑等处。肝转移常多发性，典型声像图呈靶心样变化。④种植性转移：声像图显示腹膜结节、卵巢肿物、腹腔积液等。

3. 鉴别诊断

早期胃癌超声检查声像图应特别注意黏膜层的不匀称性增厚，通常要与胃炎症性病变和活动性胃溃疡引起的胃壁水肿增厚鉴别。早期局限于胃黏膜层的胃癌超声诊断较难，对怀疑的患者仍需进行胃镜检查。

4. 临床价值

典型胃癌由于胃壁增厚伴破坏后层次不清，超声诊断不难，且可判断肿瘤的浸润深度，有无周围转移病灶等。部分非典型表现的溃疡型胃癌易与活动性溃疡混淆。尚有肿块型胃癌需与息肉、胃间质瘤等相鉴别，超声发现病变但定性诊断困难时进行胃镜活检是必要的。

六、胃黏膜下肿瘤

1. 病理与临床

胃黏膜下肿瘤以往常称为平滑肌瘤，因其来自胃壁间叶组织，现称为胃间质瘤，肿瘤含有梭形细胞、非普通型上皮样细胞或含有两种细胞，免疫组化表达 KIT 蛋白（CD117）阳性。遗传上存在频发性 c-kit 基因突变的起源于间叶组织的肿瘤，是近年来随着免疫组化及电镜技术发展而提出的新的病理学概念。因为有着特殊的免疫表型及组织学特点，具有多向分化的特征，可以向平滑肌、神经分化或不定向分化，其生物学特性难以预测，是一种具有恶性潜能的肿瘤。胃间质瘤临床并不少见，占胃肠道间质瘤 60%～70%，年龄 50 岁以上者多见，男女发病率相近。瘤体＜2cm 者可无任何症状，当肿瘤较大或伴溃疡形成时，可导致胃受压或上消化道出血等症状，并可触及肿块，恶性者伴体重减轻等其他恶病质体征。

2. 超声表现

（1）二维超声：按肿瘤的生长部位，可表现为腔内型、肌壁间型及浆膜下型。

胃壁内局限性肿块，多数呈圆形，较大肿块可呈分叶形和不规则形。

肿块呈低回声，周边境界清晰，肿瘤内部回声均匀。

肿块一般＜5cm，部分肿瘤表面伴有溃疡凹陷。

（2）彩色多普勒：多数肿瘤可见条状彩色血流，血流较丰富。

3. 鉴别诊断

超声显示起自胃壁内的局限性肿块，表现低回声，边界清楚，无论是向腔内或腔外生长首先应考虑胃间质瘤。胃间质瘤需与肿块型胃恶性淋巴瘤、平滑肌肉瘤、胃癌相鉴别。胃恶性淋巴瘤及胃癌虽然表现低回声，但形态多不规则。

4. 临床价值

胃镜检查对诊断胃肌层、浆膜下肿瘤有一定局限性，胃声学造影发现此类病变较易，如肿瘤直径＞5cm，表面出现不规则溃疡，形态不规整，内部回声不均质，要考虑胃间质瘤恶性变或平滑肌肉瘤可能。

七、胃息肉

1. 病理与临床

胃息肉是指黏膜面凸到腔内过度生长的组织，发病年龄在 40 岁以上，早期无明显症状，如息肉表面发生糜烂、溃疡者可出现上腹不适、腹痛、恶心呕吐及消化道出血等，部分患者可出现间歇性幽门梗阻。

胃息肉的组织结构和生物学特性各不相同，可分为增生性息肉、炎性息肉及腺瘤性息肉。三种息肉中炎性息肉无恶性变倾向；增生性息肉是由增生的胃小凹上皮组织及固有腺体组成，其细胞分化良好，有时伴间质增生和排列紊乱的平滑肌束，癌变率较低，但病变增大发生局部腺瘤样变，则容易出现癌变。息肉表面可发生糜烂或溃疡，而导致消化道出血。幽门窦息肉易出现幽门梗阻。腺瘤性息肉通常视为癌前病变。

2. 超声表现

（1）二维超声：①病变自胃壁黏膜层向胃腔凸出，与造影剂相比病变回声略低或近等回声，肿块内部回声均匀。②肿块形态多样，一般呈圆形或类圆形，境界清晰，表面光滑，大小 1～2cm。肿块基底部较狭窄，带蒂的息肉呈水滴状，部分呈豆芽状，息肉表现呈半球形时与胃黏膜分界不清。

（2）彩色多普勒：病灶内常见短棒状血流束，血流丰富。

3. 鉴别诊断

超声显示胃黏膜面附壁带蒂的肿块凸向胃腔即可提示胃息肉，但应注意与较小的蕈伞型胃癌、向腔内生长的胃间质瘤以及胃巨皱襞症等鉴别。胃镜取材组织学检查是最可靠的方法。

4. 临床价值

虽然超声影像学表现不能做出病理诊断，但实践经验的积累使我们能从肿块的形态表现去鉴别，对表现典型带蒂的小肿块，表面光滑多数可诊断为胃息肉。

八、十二指肠溃疡

1. 病理与临床

十二指肠球部溃疡指发生于十二指肠的慢性溃疡，是常见病，多发生于球部，青壮年多见，男性多于女性。临床表现为中上腹周期性、节律性疼痛，伴反酸、嗳气，疼痛规律通常为疼痛—进食—缓解—疼痛。伴并发症时，有呕吐咖啡样物，以及黑便、梗阻、穿孔等相应症状。

溃疡的形成有各种因素，其中酸性胃液对黏膜的消化作用是溃疡形成的基本因素。十二指肠溃疡主要见于球部，5％发生在球后部位，称球后溃疡。在球部的前后壁同时出现溃疡者，称对吻性溃疡。胃和十二指肠均有溃疡者，称复合性溃疡。十二指肠溃疡的直径一般＜1.0cm，溃疡相对浅表，表面常覆以纤维素膜或纤维脓性膜。溃疡进一步发展，穿透胃或肠壁全层，与周围粘连穿透入邻近器官，或形成包裹，称为穿透性溃疡。溃疡病急性穿孔，是溃疡病的严重并发症之一，临床以十二指肠球部溃疡穿孔多见。溃疡多次复发，愈合后可留瘢痕，瘢痕收缩可引起溃疡病变局部畸形和幽门梗阻。

2. 超声表现

（1）十二指肠球形态不规整，球面积变小，多数＜3cm²。

（2）球壁黏膜面出现凹陷，凹陷表面附少量增强回声，不同切面分别显示强圈征或强回声斑。多发性溃疡者，可表现球部形态极不规则，并可获得多处球壁凹陷征。溃疡凹陷处球壁层次模糊不清，回声减低，周围球壁呈局限性增厚，厚径一般为 0.4～1cm。常伴刺激征象致十二指肠球部充盈不佳，十二指肠发生痉挛性收缩或愈合后瘢痕狭窄使造影剂通过呈线样征改变。当累及周围组织造成粘连时，加压探头或嘱患者呼吸时而出现同步移动征象。

3. 鉴别诊断

口服声学造影剂显示十二指肠球形态不规则，球面积变小，局部球壁增厚，黏膜面出现凹陷，凹陷表面伴高回声，结合球部充盈差，出现痉挛或激惹现象，即可诊断十二指肠球溃疡。鉴别诊断应注意与十二指肠球炎及球部气体产生的强反射鉴别，发生在十二指肠球后部的溃疡应与十二指肠癌或胰头部肿瘤侵犯十二指肠相区别。

4. 临床价值

十二指肠球部浅表性溃疡超声表现不典型诊断较难，当球壁增厚伴凹陷，局部高回声黏附时可诊断球部溃疡，十二指肠球后及降部溃疡易漏诊。当溃疡穿入胆道系统时超声可显示胆管或胆囊内气体产生的强反射。

九、肠道肿瘤

1. 病理与临床

肠道肿瘤包括小肠和大肠，发于十二指肠的良、恶性肿瘤发病率低，发病隐匿，缺乏特异性症状，早期诊断困难。好发于老年，以 50～60 岁居多，男女之比为 2:1～3:1。临床表现为上腹持续隐痛或胀痛，向背部放射，少数可出现间歇性黄疸、频繁呕吐、呕血及黑便等。腹块和肠梗阻是肠道肿瘤的重要表现之一。

十二指肠肿瘤好发部位以降部为多，其次是水平部和球部。病理类型有溃疡型、息肉型、环状狭窄型和弥漫浸润型。组织学以腺癌为多，占 73％，其余分别为间质瘤、淋巴瘤和类癌等。

原发性十二指肠恶性肿瘤包括十二指肠癌、乳头部癌、肉瘤和类癌。乳头部肿瘤易产生胆总管阻塞。

空肠及回肠的恶性肿瘤有腺癌、淋巴瘤、平滑肌肉瘤。通常表现腹痛、腹泻、黑便及腹部肿块。大肠癌的临床表现以大便性状改变更明显，大便变细、便秘与腹泻交替、带黏液。

2. 超声表现

（1）二维超声：空肠、回肠及大肠肿瘤多数呈靶环征或假肾征，如肿瘤向肠腔外生长仅表现为圆形或不规则形低回声块，边界不清，内可伴有无回声暗区，病变处肠壁僵硬，蠕动消失。当肠壁明显增厚致肠腔狭窄，病变近端肠管可出现不同程度扩张，甚者出现肠梗阻。局部浸润和转移性病灶多数是晚期患者，如腹膜淋巴结肿大、肝内肿块等。十二指肠恶性肿瘤常以降部肠壁不对称性增厚的低回声块多见，易浸润胆总管。

（2）彩色多普勒：在增厚的肠壁和肿块内可检出不同丰富程度的血流。

3. 鉴别诊断

（1）肠梗阻：主要指肠管内容物的下行发生了急性通过障碍。引起肠梗阻的原因常见有小肠肿瘤、大肠肿瘤、炎症或腹部手术后粘连、肠套叠等，此类病因造成的肠梗阻称机械性肠梗阻；麻痹性肠梗阻常由手术麻醉等引起。病理生理改变是梗阻以上肠管扩张、积液、积气，如不能及时解压，时间过长严重者可引起肠穿孔、肠壁坏死。

临床表现：以腹部阵发性绞痛、腹胀、呕吐、肠鸣音亢进为主，严重者可发生水电解质紊乱和休克，完全性梗阻时患者无排便、排气。

声像图表现：①肠管扩张，扩张的范围取决于梗阻部位的高低，扩张的肠管内积液造成无回声暗区伴肠内容物形成的点状、条状高回声；②肠壁黏膜皱襞水肿、增厚，部分形成鱼背骨刺状排列；③机械性肠梗阻时可见肠蠕动明显增强，肠内容物随蠕动来回漂移；④肠道肿瘤引起肠梗阻，此时可发现实质性低回声块、靶环征或假肾征。由于肿瘤的生长方式不同，表现不一，外生型及溃疡型很少出现肠梗阻，肠壁增厚型及肿块较大凸向肠腔内易产生肠梗阻，少数患者可伴有肠外器官转移灶，如肠周淋巴结或肝内转移。

（2）肠套叠：导致肠梗阻除了上述超声表现外，超声表现特点是套入部位可见多层肠管平行套入，纵切时内呈管状暗区伴上方肠管扩张，横切时呈圆形团块，内回声杂乱，无回声暗区伴套入水肿增厚的肠壁形成低及高回声，团块内彩色多普勒显示血流丰富，肠壁血管受挤压后导致相对狭窄，频谱表现流速增快。成人多因肠道肿瘤、儿童多因肠系膜淋巴结肿大等引起肠套叠。

（3）因手术、炎症等引起的肠梗阻需结合临床病史与肠道肿瘤鉴别。

4. 临床价值

在肠道肿瘤表现靶环征时要与非肿瘤性病变引起的靶环相鉴别，如肠道炎症性疾病：结核、克罗恩病、缺血性肠炎等，它们都因肠壁水肿及组织增生和肠壁痉挛而形成靶环。机械性肠梗阻有典型超声表现，诊断不难。重要的是寻找梗阻病因，对肿瘤导致的肠梗阻大部分患者超声检查能找到肿块，初步判断肿瘤的部位。肠梗阻扫查时根据肠管体表投影可初步判断梗阻部位。肠管高度积气，超声检查无法显示扩张的肠管和积液时需进行放射学检查。

十、急性阑尾炎

1. 病理与临床

急性阑尾炎是由各种原因引起阑尾血液循环障碍，使阑尾黏膜受损后继发感染。

病理上分为单纯性阑尾炎、化脓性阑尾炎和坏疽性阑尾炎，从阑尾充血水肿、细胞浸润到明显肿胀、治疗不及时可导致脓肿形成和阑尾壁缺血坏死，甚者穿孔。临床以转移性右下腹痛、右下腹压痛、反跳痛、白细胞增高和发热为主。

2. 超声表现

（1）二维超声：早期阶段可因肠壁水肿、肠管积气明显，超声检查无阳性发现。典型者阑尾增大，通常内径＞6mm，壁水肿增厚或呈双层，盲肠部肠壁也水肿增厚，阑尾腔内伴点状高回声或强回声团（粪石），后方伴声影。当形成阑尾脓肿时表现右下腹一团混合性回声，内见阑尾腔增大或阑尾腔显示不清，回声强弱不等，外周由网膜包围形成一团或一片高回声，也可见炎性渗出的片状无回声暗区，化脓性阑尾炎及阑尾穿孔时均可伴有局限性积液和周边肠系膜淋巴结肿大。

（2）彩色多普勒：充血水肿的阑尾壁内可显示条状血流，当形成脓肿时包块内见散在杂乱彩色血流。

3. 鉴别诊断

大多数急性阑尾炎超声检查有上述表现，后位阑尾扫查时应注意升结肠后方有无炎性包块。因肥胖或腹内积气明显的患者往往显示不清阑尾，因此，临床症状典型者超声未发现病变也不能排除阑尾炎。当阑尾炎形成包块时要注意与回盲部肿瘤鉴别，尤其是肿瘤引起的继发性阑尾炎。女性患者要注意与右侧附件病变鉴别，怀疑时应经阴道超声检查。

4. 临床价值

急性阑尾炎初期由于肠壁充血水肿，肠内积气明显影响超声穿透不易显示阑尾，因此临床不能依赖超声检查。当阑尾增大或已形成包块超声诊断不难。慢性阑尾炎阑尾不一定增大，但常见阑尾壁增厚，边界不清、回声增强、内可伴粪石引起的强回声，后方伴声影。

第四章 泌尿系统

第一节 解剖概要

一、肾

（1）肾的解剖：肾位于腰部脊柱两侧，紧贴于腹后壁，属于后腹膜实质性脏器。左肾位置略高于右肾 1～2cm，左肾的前方有胃、脾、胰尾及结肠脾曲，右肾的前方有右肝、十二指肠及结肠肝曲。

肾的外形似蚕豆，上宽下窄，前凸后平，肾门位于肾中部内侧，是肾动脉、肾静脉、输尿管、神经及淋巴管的出入之处。肾门内前三者结构的位置关系为：肾静脉在前、肾动脉居中、输尿管在后，三者合称为肾蒂。肾门向肾内延续为肾窦，肾窦内含有肾动脉、肾静脉以及肾小盏、肾大盏、肾盂和脂肪组织等。肾盂在肾窦内向肾实质展开，形成 2～3 个大盏和 8～12 个小盏，正常成人肾盂容量为 5～10mL。

肾实质由皮质及髓质组成，其厚度为 1.5～2.5cm。肾皮质位于外层，厚度为 0.8～1cm，髓质位于内层，由 10～12 个肾锥体组成。皮质伸入髓质的部分称为肾柱，肾锥体的尖端与肾小盏的相接处称为肾乳头。肾包膜是位于肾表面的一层纤维膜；肾周筋膜则呈囊状包裹肾，内含有丰富的脂肪组织，起固定和保护肾的作用。

（2）肾的血管解剖：肾动脉起源于腹主动脉，在肠系膜上动脉分支下方的两侧分出右肾动脉和左肾动脉。左肾动脉则行经左肾静脉、胰体尾部后方进入左肾门；右肾动脉走行于下腔静脉、胰腺头部和右肾静脉之后，在右肾静脉水平进入右肾门。双侧肾动脉到达肾门附近处分为前后两支经肾门进入肾窦。前支较粗，后支较细。前支再分为 4～5 支段动脉后进入前部的肾实质，后支进入后部的肾实质。根据其分布的区域，可将肾实质分为上段、上前段、下前段、下段和后段，除后段血液由后支供应外，其余各段血液均由前支供应。

由前支和后支肾动脉分出大叶间动脉进入肾柱，沿肾锥体周围向肾表面伸展，达到髓质与皮质交界处时，大叶间动脉呈弓状转弯称为弓状动脉。弓状动脉呈直角向肾皮质分出小叶间动脉，再从小叶间动脉分出入球小动脉进入肾小球。

不经肾门直接入肾实质的动脉称为迷走肾动脉或副肾动脉，其发生率为20%。迷走肾动脉多起源于腹主动脉或肾上腺动脉。

二、输尿管

输尿管是一对肌性黏膜组成的管道状结构，连接肾盂与膀胱。成人的输尿管长度 24～32cm。临床上将输尿管分为上、中、下三段，又称为腹段、盆段及壁间段。

输尿管腹段位于腹膜后，沿腰大肌前面斜行向外下走行，周围有疏松结缔组织包绕，在腰大肌肉中点的稍下方处，男性的输尿管经过睾丸血管的后方；而女性输尿管则与卵巢血管交叉，交叉点以上的部分为输尿管腰部，以下的部分为输尿管髂部。输尿管进入骨盆时，经过髂外动脉的前方。

输尿管盆段较腹部短，沿盆腔侧壁向下后外方走行，经过髂内血管、腰骶干和骶髂关节的前方或前内侧，在坐骨棘平面转向前内方，经盆底上方的结缔组织直达膀胱底。

输尿管壁间段指斜行在膀胱壁内的输尿管，长 1.5cm。当膀胱充盈时，壁内部的管腔闭合，有阻止尿液反流至输尿管的作用，如输尿管壁内部过短或肌组织发育不良，则可能发生尿液反流。儿童该部输尿管较短，因此易发生膀胱输尿管反流现象，但随着生长发育，壁内部输尿管的延长，肌层的不断增厚，大部分儿童其膀胱输尿管反流现象会逐渐消失。

在解剖因素的影响下，输尿管有三个狭窄：第一狭窄在肾盂输尿管连接部；第二狭窄在输尿管跨越髂血管处；第三狭窄在输尿管膀胱连接部。

三、膀胱

膀胱是储存尿液的器官，其形状、大小、位置及壁的厚度随尿液充盈的程度而异。正常成年人的膀胱容量为 250～400mL。

膀胱空虚时呈三棱锥体形，充盈时呈椭圆形，膀胱分尖、体、底、颈四部分，膀胱尖部朝向前上方，膀胱底部朝向后下方，尖部与底部之间为膀胱体部，膀胱颈部位于膀胱的最下方，与男性前列腺及女性盆膈相连。男性膀胱位于直肠、精囊和输尿管的前方，女性膀胱位于子宫的前下方和阴道上部的前方。

膀胱是一个肌性的囊状结构，膀胱内壁覆有黏膜，正常膀胱排空时壁厚 3mm，充盈时壁厚 1mm。膀胱底部内面有一个三角形区域，位于两侧输尿管开口及尿道内口之间，此处位置固定，厚度不会改变，称为膀胱三角区，是肿瘤、结核和炎症的好发部位。

膀胱的生理功能是储存尿液和周期性排尿。正常人在每次排尿后，膀胱内并非完全空虚，一般还有少量尿液残留，称为残留尿。正常成人的残留尿量为 10mL。

四、前列腺

（1）前列腺的解剖：前列腺是由腺组织和平滑肌组成的实质性器官，呈前后稍扁的板栗形，位于尿生殖膈上，上端宽大称为前列腺底部，邻接膀胱颈，下端尖细称为前列腺尖部，底与尖之间的部分称为前列腺体部。正常前列腺重 8～20g，上端横径 4cm，上下径 3cm，前后径 2cm。前列腺的体积与性激素密切相关，小儿前列腺较小，腺组织不明显；性成熟期腺组织迅速生长，中年后腺体逐渐退化，结缔组织增生，而至老年时，常形成前列腺肥大。前列腺内有 30～50 个管状腺埋藏于肌肉组织中，形成 15～30 个排泄管，开口在前列腺尿道精阜两侧的隐窝中，前列腺分泌的前列腺液即由此排出，腺泡腔内的分泌物浓缩凝固后形成淀粉样小体，可发生钙化而形成前列腺结石。前列腺位于盆腔的底部，其上方是膀胱，下方是尿道膜部，前方是耻骨，后是直肠，前列腺的左右两侧由许多韧带和筋膜固定，前列腺与输精管、精囊紧密相邻，射精管由上部进入前列腺，并开口于前列腺尿道精阜部。前列腺包膜坚韧，但在射精管、神经血管束穿入前列腺处和前列腺与膀胱连接处及前列腺尖部处存在薄弱，不利于癌肿和炎症的限制。

（2）前列腺的分区：前列腺传统上分为左右侧叶、后叶、中叶和前叶。两侧叶紧贴尿道侧壁，位于后叶侧部前方，前叶和中叶的两侧；后叶位于射精管、中叶和两侧叶的后方；中叶位于尿道后方两射精管及尿道之间；前叶很小，位于尿道前方、两侧叶之间，临床上无重要意义。

内外腺分法从生理病理角度将前列腺分为内腺和外腺。内腺为前列腺增生好发部位，外腺为肿瘤好发部位。

区带分法由 McNeal 提出，他把前列腺划分为前基质区、中央区、周缘区、移行区和尿道旁腺。前列腺前纤维基质区由非腺性组织构成，主要位于前列腺的腹侧，该区既不发生癌肿也不发生增生。中央区位于两个射精管和尿道内口至精阜之间并包绕射精管，较五叶分法中的中叶范围略大，占前列腺体积的 20%～25%，发生癌肿的比例占 8%～10%；周缘区位于前列腺的外侧、后侧及尖部，占前列腺体积的 70%～75%，70%的癌肿发生在该区；移行区位于精阜之上、近段尿道及近端括约肌周围，占前列腺的 5%～10%，此区是前列腺增生的好发部位，癌肿的发病比例占20%～25%；尿道旁腺局限于前列腺近端括约肌内，占前列腺体积的 1%。

第二节　超声检查技术

一、患者准备

肾超声检查一般不需做特殊的准备，若同时检查输尿管和膀胱，可让受检者在检查前 60 分钟饮水 500mL，并保持膀胱适度充盈，以使肾盂、肾盏显示更加清晰。

经腹部探测前列腺需充盈膀胱，但应避免过度充盈。经直肠探测前列腺需做探头清洁、消毒，是否充盈膀胱根据检查需要而定。经会阴探测前列腺一般无须特殊准备。

二、体位

肾、输尿管和膀胱超声探测的常用体位为仰卧位、侧卧位，由于肾的位置靠后，故探测时还可采取俯卧位。经腹部探测前列腺最常采用仰卧位，也可根据检查需要采用侧卧位或截石位。

三、仪器

1．肾、输尿管和膀胱的超声探测

探头首选凸阵探头，成人常用的探头频率为 3.0～3.5 MHz，儿童常用的探头频率为 5.0MHz，其特点是视野广阔，容易获得整个肾的切面图像。

2．前列腺的超声探测

（1）经腹部探测：探头首选凸阵探头，成人常用的探头频率为 3.5MHz，儿童常用的探头频率为 5.0MHz。

（2）经会阴探测：首选小凸阵或扇形超声探头，成人常用的探头频率为 3.5MHz，儿童常用的探头频率为 5.0MHz。

（3）经直肠探测：选用双平面直肠探头或端射式直肠探头，探头频率为 5.0～10.0MHz。

四、检查方法

1．肾的超声检查方法

（1）仰卧位冠状切面扫查：此体位较常用，扫查右肾以肝为声窗，扫查左肾以脾为声窗，透声好，声像图清晰，同时还能清晰显示肾内血流情况；但当腹部胃肠气体干扰时，此切面观察肾上极欠满意。

（2）侧卧位经侧腰部扫查：左侧卧位时检查右肾，右侧卧位时检查左肾。侧卧位检查可使肠管移向对侧，有利于肠道气体较多的患者的肾的显示，扫查时也可利用肝或脾作为声窗，对肾进行冠状切面及横切面的扫查。

（3）俯卧位经背部扫查：嘱受检者俯卧位并暴露两侧腰背部，对肾进行纵切面及横切面的扫查。该途径受肋骨影响少，易获得整个肾的声像图，但对于背肌发达的受检者，声衰减明显，图像不够清晰。

2．输尿管的超声检查方法

（1）侧卧位经侧腰部探测：探头在侧腰部沿着肾盂、肾盂输尿管连接部探测到输尿管腹段或部分的腹段输尿管。

（2）俯卧位经背部探测：探头沿着肾盂、肾盂输尿管连接部探测到髂嵴以上的腹段输尿管。

（3）仰卧位经腹部探测：探头置于下腹部，先找到髂动脉，在髂动脉的前方寻找扩张的输尿管，再沿着输尿管长轴向下探测至盆腔段输尿管及其膀胱壁内段输尿管，或先找到膀胱输尿管出口处，再沿输尿管走行向上探测。

3．膀胱的超声检查方法

（1）经腹部探测：患者仰卧位，探头置于耻骨联合上方，做多切面的扫查。

（2）经直肠探测：检查前排清大便，检查时患者取膝胸位、截石位或左侧卧位。检查时在探头表面涂以少量耦合剂，然后外裹一橡胶套（避孕套），橡胶套外涂以耦合剂，插入肛门即可检查。经直肠探测，主要观察膀胱三角区。

4．前列腺的超声检查方法

（1）经腹部探测：最常采用仰卧位，也可根据检查需要采用侧卧位或截石位。探头放置于耻骨上，利用充盈膀胱作为透声窗，对前列腺做多切面的扫查。

（2）经直肠探测：方法同经直肠探测膀胱，该方法可清晰显示前列腺形态、大小及内部结构，径线测量准确，是前列腺探测的最佳方法。

（3）经会阴部探测：患者取膝胸位或左侧卧位。局部涂以耦合剂，在会阴部或肛门前缘加压扫查，探测前列腺。

第三节　正常超声表现

一、肾的正常超声表现

（1）正常声像图：正常肾二维灰阶声像图从外向内分别为周边的肾轮廓线、肾实质和中央的肾窦回声。周边的肾包膜光滑、清晰，呈高回声。肾窦回声位于肾中央，宽度一般占肾的 1/3～1/2，通常表现为长椭圆形的高回声区，其回声强度高于胰腺回声。肾窦回声是肾窦内各种结构的回声复合，它包括肾盂、肾盏、血管、脂肪组织等的回声，边界毛糙不整齐，中间可出现无回声区，当大量饮水或膀胱过度充盈时，可略增宽，但＜1.0cm，排尿后此种现象可消失。肾包膜和肾窦之间为肾实质回声，呈低回声，包含肾皮质和肾髓质（肾锥体）回声，肾锥体回声较肾皮质回声为低。正常情况下，彩色多普勒诊断仪能清晰显示主肾动脉、肾段动脉、大叶间动脉、弓状动脉直至小叶间动脉及各段伴行静脉。正常肾在呼吸时能随呼吸运动而移动。

（2）正常测量值：正常肾大小，男性正常肾超声测量值，长径 10～12cm，宽径 4.5～5.5cm，厚径 4～5cm。女性正常肾超声测量值略小于男性。

二、输尿管的正常超声表现

正常输尿管超声一般不能显示，当大量饮水使膀胱充盈时，输尿管才能显示，表现为中间呈无回声的两条平行明亮条带状回声且有蠕动，正常输尿管回声分离一般为 0.1～0.3cm。输尿管开口处位于膀胱三角的左、右两上角，稍向膀胱内隆起，彩色多普勒可显示输尿管开口处向膀胱内喷尿的彩色信号。

三、膀胱的正常超声表现

（1）正常声像图：膀胱充盈时，膀胱壁呈光滑带状回声，厚度 0.1～3cm，膀胱内尿液呈无回声，膀胱形态随尿液充盈情况而变化。

（2）膀胱容量测定：膀胱容量指受检者有尿意、急于排尿时，膀胱所能容纳的尿量。一般在腹中线处取膀胱的纵断面，测其上下径（d_1）与前后径（d_2），然后将探头横置，取膀胱的最大横断面，测量左右径（d_3），按容积公式计算：V（mL）＝$0.5d_1 \cdot d_2 \cdot d_3$（$cm^3$）。正常人膀胱容量 250～400mL。

（3）残余尿量测定：残余尿量指排尿后未能排出而存留在膀胱内的尿量。残余尿量应在排尿后立即测量。正常情况下残余尿量少于 10mL。

四、前列腺的正常超声表现

1．正常声像图

正常前列腺横切面呈栗子状、包膜完整光滑，内部回声呈低回声，分布均匀。前列腺纵切面呈椭圆形或慈姑形，尖端向后下方，正中矢状面可见稍凹入的尿道内口，在前列腺的后方两侧可见对称的长条状低回声，为精囊。

2．正常超声测值

（1）上下斜径（长径）：宜在经直肠正中矢状断面上测量，因经腹扫查常不能完整显示其下缘，所以测量不准确。

（2）左右径（宽径）：在经直肠探测的最大横断面或经腹部探测的最大斜断面上测量。

（3）前后径（厚径）：在经直肠探测的正中矢状断面或横断面上测量。

正常前列腺的宽径、长径、厚径大致分别为4cm、3cm、2cm左右。

第四节　肾疾病

一、肾积水

1．病理与临床

肾积水是指因尿路梗阻使肾内尿液不能正常排出，引起肾盂肾盏尿液滞留，肾盂内压力增高，从而导致肾盂肾盏扩张及肾萎缩的病理改变。

2. 超声表现

肾积水程度在声像图上的表现分为轻、中、重度三种程度。

（1）轻度肾积水：肾的大小、形态没有改变，在声像图上出现肾窦前后分离超过 1.5cm，肾盂肾盏均有轻度扩张，但肾实质厚度和肾内彩色血流不受影响。

（2）中度肾积水：肾盂肾盏前后分离，肾盏扩张较为明显，积水的各个肾盏彼此分开，因各人肾盂肾盏原有形态不同，表现为形态各异的肾积水声像图，例如花朵样或烟斗样无回声区，肾实质回声正常。

（3）重度肾积水：肾体积增大，形态失常，肾盂肾盏明显扩大，肾窦回声被调色板样或巨大囊肿样的无回声区所取代，肾实质厚度明显变薄，肾实质内彩色血流明显减少或消失，同侧输尿管扩张并与肾盂相连，输尿管也可不扩张。

3. 鉴别诊断

（1）中度或重度肾积水与多囊肾或多发性肾囊肿的鉴别：多囊肾表现为双侧发病，肾内充满大小不等的囊肿且彼此不相通；多发性肾囊肿表现为单侧或双侧肾内多个囊肿，囊肿之间彼此不相通；而肾积水的无回声区则彼此相通，同时可伴有同侧输尿管扩张。

（2）生理性肾窦回声分离与病理性肾积水的鉴别：在生理情况下，膀胱过分充盈、大量饮水或利尿药、解痉剂的应用，可使肾盂内存有少量尿液，声像图出现肾窦回声分离，不同于尿路梗阻而引起的肾积水，在排尿后或利尿期过后，肾窦回声分离现象可消失。妊娠妇女常因激素作用出现双侧对称性轻度肾窦回声分离的生理现象。一般 1.5cm 以上的肾窦前后分离可确定为肾积水，而1.0cm 以下的肾盂前后分离可能为生理性肾窦分离。

4. 临床价值

肾积水只是一种临床表现，肾积水的梗阻原因和梗阻部位的判断对临床诊治更为重要。超声能够发现泌尿系统的肿瘤、结石、输尿管囊肿、前列腺增生等引起肾积水的病变，但对于输尿管先天性狭窄、炎性粘连等疾病则需要结合其他影像学检查做出诊断。

超声对肾积水的诊断不需要使用造影剂，没有 X 线辐射，对无功能的肾也能很好地显示。超声对肾积水的显示非常敏感，能够发现 0.5cm 以上的肾盂分离，同时还能测量肾实质的厚度，了解肾积水引起的肾实质萎缩情况。对于肾盂分离范围测量可包括厚径（前后径）、长径（上下径）、宽径（左右径），后者由于其形态特殊往往测量误差较大，随访时宜用厚径进行比较。

二、肾囊性病变

1. 病理与临床

肾囊性病变种类较多，多数是先天性的，也有后天发生的，其囊性占位的大小、形态、部位、数目各不相同。根据囊肿数目多少可分为孤立性肾囊肿、多发性肾囊肿和多囊肾；根据病变的部位可分为肾皮质囊肿和肾髓质囊肿。

临床上较常见的类型有单纯性囊肿、多囊肾、肾盂旁囊肿和肾钙乳症等，其中发病率最高的是单纯性肾囊肿，此病发展缓慢多无症状，当囊肿感染或出血时可出现腰痛或腹痛。肾盂源性囊肿是指位于肾实质内与肾盂或肾盏相通的囊肿，肾盂源性囊肿内有结石形成时称为肾钙乳症。肾盂旁囊肿又称肾盂周围囊肿，一般是指肾窦内或位于肾盂旁向肾窦内扩展的肾囊肿。多囊肾是一种先天性遗传病，有成人型与婴儿型两种。成人型多囊肾表现为双肾受累，肾体积增大，肾内皮质与髓质布满大小不等的囊肿，肾实质受囊肿压迫而萎缩，逐渐丧失功能；临床上可出现恶心、呕吐、水肿、高血压等肾衰竭的症状。婴儿型多囊肾，发病早，预后较差，囊肿小而数量极多。

2. 超声表现

（1）单纯性肾囊肿：超声表现为圆形或椭圆形的无回声区，边界清晰，囊壁薄而光滑，内部回声均匀，后方回声增强，可伴有侧壁声影，囊肿常向肾表面凸出，巨大的囊肿直径可超过10cm。

（2）多房性肾囊肿：超声表现为肾内圆形或椭圆形无回声区，边界清晰，表面光滑，在无回声区内有菲薄的分隔，呈条带状高回声，后方回声增强，可伴有侧壁声影，肾体积可增大。

（3）肾盂旁囊肿：超声表现为位于肾窦或紧贴肾窦的囊性无回声区，超声表现同肾囊肿，由于囊肿位于肾窦回声内，容易压迫肾盂肾盏，造成肾积水。

（4）肾盂源性囊肿：超声表现为囊壁光滑的无回声区，后方回声增强，一般体积不大，不向肾表面凸起。肾钙乳症超声表现为囊性无回声区内伴强回声和声影，随着被检者体位改变，强回声朝重力方向移动；小的肾钙乳症也可表现为肾实质内小的无回声囊肿，伴有彗尾征。对微小的肾钙乳症超声诊断要慎重，以免引起患者的不必要担心。

（5）多囊肾：超声表现为两肾增大，随病情轻重不同，肾增大程度各异，囊肿的多少和大小也各不相同，囊肿少而大者病情轻；囊肿多而小者病情反而严重。声像图所见往往是全肾布满大小不等的囊肿，肾内结构紊乱，不能显示正常肾结构，肾实质回声与肾窦回声分界不清。囊肿随年龄的增大而逐渐增多增大，囊肿出现得越早，预后越不佳。肾体积增大，形态失常；双侧肾发病，可伴发多囊肝、多囊脾、多囊胰等病变。

婴儿型多囊肾因囊肿小而数量极多，超声多不能显示出囊肿的无回声特征，而仅表现为肾体积增大，肾内回声增强，肾内结构欠清晰，肾实质呈蜂窝状小囊性结构或弥漫性强回声改变的声像图特征。

3. 鉴别诊断

多囊肾与肾多发性囊肿的鉴别：多囊肾为双肾发病，双肾体积增大，表面不规则，全肾布满大小不等的囊肿，甚至肾实质回声与肾窦回声都分不清楚；而肾多发性囊肿多为单侧，囊肿的数目较多囊肾少，囊肿以外的肾实质回声正常，如果囊肿较大，则可对局部肾实质造成挤压。

4. 临床价值

超声诊断肾囊肿有其独到之处，根据声像图容易与实质性肿块鉴别。典型的肾皮质囊肿一般不会与囊性肿瘤混淆。单纯性肾囊肿、多房性囊肿、肾盂旁囊肿均可在超声引导下做囊肿穿刺硬化治疗，疗效颇佳，基本一次可以治愈。

三、肾实质性占位性病变

肾实质性占位按肿瘤发生的部位可分为肾肿瘤和肾盂肿瘤，按病理类型可分为良性肿块和恶性肿块两大类。肾恶性肿瘤主要包括肾癌、肾盂癌、肾母细胞瘤、肾淋巴瘤、平滑肌肉瘤、脂肪肉瘤及转移性肿瘤，其中以肾癌最为多见。而肾良性肿瘤中以血管平滑肌脂肪瘤最为多见，肾脂肪瘤、嗜酸细胞瘤、纤维瘤、血管瘤等良性肿瘤则发病率较低。

（一）肾癌

1. 病理与临床

肾癌病理上又称为肾细胞癌，是成人肾恶性肿瘤中最多见的一种，占肾恶性肿瘤的 85％左右。肾癌的肿瘤组织一般分布比较均匀，但随着肿瘤的生长也会出现出血、坏死等变化。肾癌的转移途径多由血液循环转移至肺、肝、脑及骨骼等器官，肿瘤也会转移到肾门淋巴结及腹膜后淋巴结。肿瘤向周围生长会直接侵犯肾盂、肾盏、肾周筋膜及肾外脏器。

2. 超声表现

肾癌的二维灰阶超声表现为肾内实质性占位性病灶，呈圆形或椭圆形，少数肿块也可呈不规则形。较小肿块多呈高回声，而较大肿块多呈低回声，其内部回声可均匀，也可不均匀或出现多个等回声结节。回声不均匀的肾癌，常因肿瘤内出血或液化所致，多见于 5cm 以上的肾癌。肾病变的回声强度比较是以肾皮质回声为参考的，不以肝回声强度作参考。肾癌的彩色血流图表现多样，肿瘤内部彩色血流信号可以丰富，也可以稀少，甚至没有血流信号，还有一些肿瘤表现为周边血流信号丰富的抱球形彩色血流信号。

肿瘤侵犯周围结构时可表现为肾包膜连续性中断，肾活动度受限；肾癌向内侵犯肾盂肾盏可造成肾盂积水；肿瘤血行转移时，肾静脉与下腔静脉会出现低回声栓子，肾门或腹主动脉旁出现低回声肿块则可能为肾癌淋巴结转移。

（二）肾母细胞瘤

1. 病理与临床

肾母细胞瘤又称 Wilm 瘤，是儿童最常见的肾实质性肿瘤，肾母细胞瘤早期临床上可无任何明显症状，发现时往往已很大，侵占肾的大部分。肿瘤可对周围器官产生压迫症状。肿瘤的转移方式主要是淋巴转移及血行转移。

2. 超声表现

肾母细胞瘤超声表现为肾实质圆形或椭圆形肿块，有球体感，内部回声中等稍强，一般回声均匀，肿块边界清晰，肿瘤内坏死液化时可出现无回声区。较大的肿瘤会压迫肾窦引起肾积水的表现，较大的肿块向周围延伸会引起肾被膜及周围结构破坏的征象。CDFI 可在肿瘤周边或内部发现点状或条状血流信号，脉冲多普勒多显示为高速高阻血流频谱。

（三）肾血管平滑肌脂肪瘤

1. 病理与临床

肾血管平滑肌脂肪瘤又称错构瘤，多见于女性，以单侧肾发病为主，双侧肾发病多伴有结节性硬化。肿瘤无包膜，呈圆形或类圆形。较大的肿瘤常有内部出血，当肿瘤出血时，患者会突发急性腹痛，腰部肿块及低热，严重时会发生休克。

2. 超声表现

肾血管平滑肌脂肪瘤超声表现为肾实质内高回声或强回声团块，无声影，形态规则、边界清晰，内部回声分布均匀；当肿块较大且发生出血时，内部回声不均匀，高回声与低回声层层交错，呈洋葱样改变。小的血管平滑肌脂肪瘤一般没有彩色血流信号，大者可有少量的彩色血流信号。

（四）肾盂肿瘤

1. 病理与临床

肾盂肿瘤临床表现为无痛性间歇性血尿，其最常见的病理类型是移行上皮乳头状癌，病变发生于肾盂黏膜，发病率较肾实质肿瘤要低，占肾实质肿瘤的5%~28%，多见于40~60岁的成人。

2. 超声表现

肾盂肿瘤的超声表现为肾盏或肾盂内低回声肿块，可呈乳头形、平坦形、椭圆形等，当肿瘤>1cm时可出现肾盂分离，如果肾盂内有积水，肿瘤较易被发现，如果没有肾盂积水、肿瘤较小或肿瘤沿着肾盂地毯状浸润性生长时，则难以被发现。肾盂肿瘤内彩色血流信号一般较稀少。肿块引起梗阻可出现肾盂或肾盂积水；当肿瘤发生种植转移时，同侧输尿管及膀胱内会发现肿瘤转移的表现。

（五）肾实质性占位的鉴别诊断

1. 肾癌与肾柱肥大的鉴别

（1）肾柱肥大是肾皮质向肾髓质锥体间延伸的部分，其回声强度与肾皮质相同且与肾皮质相延续。

（2）肾柱肥大多为位于肾中上部的单个肾柱，左侧发生率高于右侧。

（3）肾柱肥大没有球体感。

（4）肾柱肥大不会引起肾形态改变或压迫肾盂引起积水。

2. 肾癌与肾脓肿的鉴别

（1）肾癌超声表现为肾实质内椭圆形肿块，边界清晰，一般来说肾的活动度不受限，而肾脓肿边界不如肾癌清晰，肾活动度一般明显受限。

（2）肾脓肿有高热、寒战、乏力的感染症状和腰部叩击痛的体征，而肾癌多没有这些症状和体征。

（3）肾脓肿经过抗炎治疗后体积会逐渐缩小，而肾癌不会有这种动态变化。

3. 肾癌与肾上腺肿瘤或肝肿瘤的鉴别

（1）肾上腺肿瘤易与肾上极肿瘤混淆，鉴别要点是肾上腺肿瘤位于肾上方肾包膜外，与肾有较明显的界线，肿块与肾内部结构没有关系，不会引起肾内结构变形等改变。

（2）肝肿瘤一般易与右肾肿瘤混淆，鉴别要点是肝肿瘤位于肝脏包膜内，向肾凸出，呼吸时随肝脏一起运动；而肾肿瘤则相反，位于肾包膜内，向肝脏凸出，呼吸时随肾一起运动。

4. 肾盂肿瘤与肾盂内凝血块的鉴别

肾盂内凝血块有时与肾盂肿瘤的回声十分相似，但凝血块一般会随体位改变移动或排出后消失，而肾盂肿瘤没有这种现象，动态观察可以鉴别。

（六）肾实质性占位超声诊断的临床价值

超声检查能够基本区别出不同类型的肾肿瘤，对临床判断肾肿瘤的良恶性有较大的帮助。随着超声仪器分辨率的提高，对大小为1cm左右的肾肿瘤，超声也能发现，为临床早期发现及时治疗提供了有利的条件。但对于体积较小的肾盂肿瘤，如果没有肾盂积水的衬托，超声则较难发现，X线肾盂造影和增强CT则是对超声诊断的良好补充。对于中晚期肿瘤，超声还能检查肾静脉和下腔静脉栓子、肾门旁及腹主动脉旁淋巴结转移情况，对输尿管和膀胱内的肿瘤种植也能检出，为临床全面评估提供了依据。

四、肾结石

1. 病理与临床

肾结石的化学成分主要有草酸钙、磷酸钙、尿酸镁胺和尿酸。肾结石的临床症状主要表现为腰痛、血尿和（或）尿中排出砂石，超声能检出 X 线和 CT 不能检出的透光结石，对小结石的分辨力也较高。

2. 超声表现

肾结石超声表现为肾内强回声，其后方伴声影，小结石及一些结构疏松的结石后方可无声影或有较淡的声影。由于结石的大小、成分及形态各不相同，其声像图也有不同，小结石常呈点状强回声，中等大小的结石常呈团块状强回声，大结石常呈带状强回声，质地坚硬的结石比质地疏松的结石回声偏强。如果结石引起梗阻会出现肾盏或肾盂积水的声像图改变。

3. 鉴别诊断

（1）肾内钙化灶：肾内钙化灶虽也呈强回声，但通常位于肾皮质或肾包膜下，呈不规则斑片状强回声。

（2）肾窦内灶性纤维化或管壁回声增强：肾窦内点状或短线状强回声，改变探头的探测角度后可转变成长线状或等号状。

4. 临床价值

超声能检出 X 线和 CT 不能检出的透光结石，X 线对 0.3cm 的小结石一般不能检出，而超声可以检出。超声还能对肾结石进行术中定位，有助于手术取石的顺利进行。

尽管超声能显示 X 线无法显影的结石，超声对肾结石的探测也有局限性。由于仪器分辨力的限制，位于肾窦内的小结石容易被肾窦回声掩盖，故探测时需多切面扫查，并调节仪器的增益和聚焦深度。此外，单发性鹿角形结石或体积较大的单发性形态不规则的结石，超声可能显示为多枚结石，不如 X 线平片直观。

五、肾感染性病变

肾感染性病变分为特异性和非特异性两类。特异性感染包括肾结核和黄色肉芽肿性肾脓肿等；非特异性感染包括肾盂肾炎、肾脓肿、肾周围脓肿等。

（一）肾结核

1. 病理与临床

肾结核是较常见的肾特异性感染，也是泌尿系结核中最常见的类型，病变发生过程非常缓慢，临床表现以尿频、尿急、尿痛及血尿为主。肾结核的病因主要为结核杆菌经血行感染肾，肾结核的早期由肾皮质内的结核结节，形成结核性肉芽组织，中央为干酪样坏死组织，边缘为纤维组织增生。如病灶逐渐浸润扩大，会形成干酪样脓肿或空洞。病情进一步发展，肾内充满干酪样、钙化物质，甚至形成肾积脓，全肾破坏。肾盂输尿管交界处结核结节和溃疡、纤维化会导致输尿管狭窄、肾积水，加快肾功能破坏。

2. 超声表现

肾结核的声像图复杂多样：肾形态饱满不规则、肾盂肾盏扩张、肾内囊状无回声区，以及肾内纤维化或钙化产生的强回声。肾结核的另一个声像图特点就是变化多端，以上声像图表现可同时出现。同侧的肾盂输尿管积水。

3. 鉴别诊断

由于肾结核常有多种声图改变，故需与肾结石、肾积水、肾囊肿、肾肿瘤等病变鉴别。

（1）肾结核与肾结石鉴别：肾结核可钙化，声像图上表现为强回声，可伴有声影，类似肾结石，两者的区别是肾结石的强回声通常位于肾窦内，有较明确形态，声影出现率较高；而肾结核钙化多位于肾盂肾盏周边或肾实质内，回声多不均匀，呈带状、斑片状或点状强回声，边界不清。肾结石多数不引起梗阻，故肾盂和输尿管积水的概率较低，而肾结核引起肾积水的概率较高。

（2）肾结核肉芽肿与肾肿瘤鉴别：肾结核可出现肾外形增大及团块样回声，易与肾肿瘤混淆。两者区别是肾内结核肉芽肿缺乏球体感，低回声区边界不清晰，无包膜回声，内部多呈强回声或较强回声而不均匀等，而肾肿瘤边界清楚，球体感明显，内部较少出现强回声；肾结核破坏肾盂及输尿管会引起肾盂结构挛缩、输尿管壁增粗、管腔扩大及肾积水等改变，而肾肿瘤中这些表现则较少见。

（3）肾结核性肾积水和肾结石引起的积水鉴别：肾结核性肾积水者肾盂、肾盏多有破坏，呈虫蚀状，输尿管继发病变高，增粗及僵硬感明显，肾盂及输尿管内透声差。

（4）肾结核和肾囊肿鉴别：肾囊肿超声表现为在肾实质内出现圆形或椭圆形无回声区，囊腔内壁光滑，其后壁回声增强，两侧壁后方可有声影，如囊肿向内发展，其集合系统群可见受压征象，如囊肿向外发展，肾局部向外凸出变形。肾结核呈囊性肿块者形态多不规则，囊壁增厚毛糙，有时厚薄不均，甚至呈锯齿状，囊内壁有不均匀的斑片状强回声，囊内无回声区内有云雾状回声，合并钙化时，内有团状强回声伴声影。

4. 临床价值

超声检查作为肾结核的影像学诊断方法之一，可通过多切面、多角度地观察肾脏及肾实质内的结核病灶，通过对肾实质的厚薄、病灶占整个肾脏的比例及输尿管的观察，估计肾功能受损程度和输尿管病变的轻重。对中、重度肾结核的诊断与分型，具有较高的临床应用价值。对于轻度肾结核，超声改变不明显，应密切结合患者临床病史、症状，实验室及其他影像学检查做出诊断。

（二）肾脓肿

1. 病理与临床

肾脓肿也称为肾皮质脓肿，是指肾实质因炎症化脓而被破坏，形成脓性包囊，多由身体其他部位化脓性病灶的细菌经血流到达肾脏而引起，经血源播散至肾脏的细菌，多在皮质内形成多数小脓肿，小脓肿逐步融合成较大脓肿时才称为肾脓肿。临床表现为高热、寒战、乏力、呕吐，伴有不同程度的贫血，由于肾皮质脓肿，肾包膜张力增加，疼痛剧烈，呈持续性。患者腰部有明显的压痛及叩击痛。发生脓肾者多数同时存在肾结石及尿路梗阻等病变。

2. 超声表现

患肾局部出现低回声区，可与周围组织粘连，边界模糊不清，病灶局部向肾包膜外隆起，肾的活动度明显受限。肾脓肿液化后，形成无回声液性区，边界清，形态欠规则。当肾脓肿治疗后，无回声区又转为低回声区，并逐步消散，但肾活动度仍受限制。

3. 临床价值

肾脓肿是肾实质的化脓性感染，初始为肾局部感染，如果炎症没有及时治疗并得到控制，就会向周围扩散引起肾周脓肿或脓肾，腹部超声检查能够了解肾脓肿的大小、位置和深度，以及肾周围有无积液或积脓，彩色血流图及彩色能量图能够显示肾皮质血流灌注情况，发现肾脓肿引起的肾皮质缺血区域的范围，对肾脓肿的临床评估有较大的帮助。此外，超声引导下经皮肾脓肿定位穿刺、脓液细菌培养、脓腔冲洗引流注射药物治疗等方法也被证实操作方便、效果良好而且并发症较少。

（三）肾周脓肿

肾包膜与肾周围筋膜之间的脂肪组织发生感染性炎症，称为肾周围炎；如果发生脓肿，则称为肾周脓肿。本病多由葡萄球菌或革兰氏阴性杆菌所引起，其感染途径主要有血源性感染和肾外组织直接感染。血源性感染是指肾外化脓性病灶的细菌经血流播散到肾皮质，在皮质表层形成小脓肿，脓肿向外穿破入肾周围组织，而引起肾周和肾旁脓肿；肾外组织直接感染是指肾脏邻近组织炎症，感染直接蔓延到肾周围组织形成脓肿。肾周脓肿的临床症状与肾脓肿相似，除有恶寒、发热、腰痛及腰背部叩压痛之外，有时还可摸到肿块。

在原发化脓性病变基础上出现恶寒、发热、腰痛、肾区叩击痛及压痛，在脊肋下扪及痛性肿块，伴有皮肤肿胀，即应考虑有本病的可能。尿路平片，可见肾区密度增加，肾轮廓不清，腰大肌阴影消失，脊柱凹向患侧，患侧膈隆起。肾盂造影可见到肾内占位性病变，体位改变时肾脏不移动。

1. 超声表现

肾周脓肿主要表现为肾实质与肾包膜间呈新月形、弧形的无回声或低回声，内部可有散在漂浮光点，后方回声增强。患肾轮廓线模糊，边缘毛糙，肾周脂肪囊变形或变小，患肾活动度明显下降。

2. 鉴别诊断

肾周脓肿需与肾包膜下血肿或肾周血肿鉴别。肾周血肿超声表现为肾包膜下无回声区，内可见点状回声，若继发感染也可出现发热、腰痛等与肾脓肿相似的症状。鉴别要点是肾周血肿一般有外伤病史，肾脏活动度虽减低，但不如肾周脓肿明显。此外，在肝、脾、肾之间可出现腹腔游离性积液，而肾周脓肿一般没有。

3. 临床价值

肾周脓肿的超声图像特点较为明显，而且超声扫描安全、便捷、价廉，可实时动态检查，为临床医师评价疾病疗效，指导临床治疗提供较大的帮助。

六、肾功能不全和移植肾

1. 病理与临床

肾功能不全是由多种原因引起的肾小球严重破坏，使身体在排泄代谢废物和调节水电解质、酸碱平衡等方面出现紊乱的一系列临床综合征。分为急性肾功能不全和慢性肾功能不全。

急性肾功能不全的病因包括肾前性、肾性和肾后性。肾前性因素主要指各种原因引起血容量绝对或相对不足而导致肾严重缺血、肾小球灌注不足，肾小球滤过率降低，不及时纠正会导致不可逆的肾组织坏死。常见原因：心血管疾病如急性心肌梗死等、感染性疾病如细菌性败血症等、出血性休克如消化道大出血等。肾性因素：主要为急性肾小管坏死，病因有严重脱水、失血而长期休克，误用血管收缩药引起的缺血性急性肾小管坏死等。肾后性因素：多由于尿路梗阻引起，主要原因有结石、血块和肿瘤压迫等。

慢性肾功能不全可分为肾功能不全代偿期、肾功能不全期（氮质血症期）、肾衰竭期（尿毒症前期）和肾功能不全终末期（尿毒症期）。

随着医疗水平的进步，晚期尿毒症患者除了透析治疗外，肾移植已成为一种理想的治疗方法，肾移植主要的并发症是急、慢性排异反应。

2. 超声表现

（1）急性肾功能不全：肾前性因素造成的急性肾功能不全声像图表现可有下腔静脉扁瘪，而双肾没有明显异常改变，胸腹腔可有积液的表现。肾性因素造成的急性肾功能不全声像图表现为双肾体积增大，皮质增厚，回声增强，也可表现为锥体回声减低，锥体增大，可出现肾周积液或腹腔积液的表现。肾后性因素造成的急性肾功能不全除了结石、肿瘤等病因的声像图改变外，双肾肾盂积水是主要的超声表现。

（2）慢性肾功能不全：慢性肾功能不全肾功能储备代偿期声像图上双肾没有明显的改变；肾功能终末期超声表现为双肾萎缩，肾皮质回声增强，肾皮髓质回声分界不清，直至双肾结构显示不清。肾功能不全期和肾衰竭期的超声表现则介于前两者之间。

（3）移植肾：移植肾通常位于一侧髂窝内，肾凸缘偏向外前，肾门偏向内后，移植肾的大小略大于正常肾，内部回声和正常肾相同。

移植肾急性排异时最明显的表现是肾体积迅速增大，肾透声性增强。慢性排异时表现为肾体积渐次增大，然后逐渐缩小，肾窦回声减少乃至消失，最终肾萎缩。此外，移植肾的并发症还包括肾周血肿、肾旁脓肿、尿液囊肿、淋巴囊肿及吻合口动脉瘤等，这些并发症超声均表现为肾旁低回声或无回声区，结合病史可以帮助鉴别诊断。

移植肾无排异时，彩色多普勒超声表现为肾动静脉及其分支血流通畅，肾内血管树丰富完整。移植肾发生排异时，彩色血流信号明显减少，急性排异反应尤为明显，肾段动脉阻力指数（RI）≥0.85。

3. 临床价值

对急性肾功能不衰竭者超声一般能大致区分是肾前性、肾性还是肾后性；但对慢性肾衰竭的病因鉴别能力有限，仍需肾穿刺活检病理才能做出诊断。

目前对于肾移植术后并发症的监测，主要采用二维灰阶超声和彩色多普勒超声观测移植肾图像，测定肾血流阻力指数等方法，这些方法在临床的应用给肾移植术后并发症的监测提供了很大的帮助。然而，由于多普勒技术对探测低速血流的敏感性较差，同时，肾外压迫可使肾血管阻力增加，这些都会影响对肾血流灌注状况的判断，故仍需要寻找新的更有效的观测肾血流灌注的评价方法。

第五节　输尿管疾病

一、输尿管先天发育异常

（一）先天性输尿管狭窄

1. 病理与临床

先天性输尿管狭窄由于先天发育的某种原因导致某一段输尿管口径狭小，影响尿液排泄，致使肾盂内尿液潴留。先天性输尿管狭窄的病理机制尚不清楚，多数学者认为是胚胎发育早期，因某种原因致中肾管发育异常所致。其病理改变为狭窄段肌层肥厚、发育不良或纤维组织增生。最多见于肾盂与输尿管连接部。青少年及儿童多见。临床上男性多于女性，左侧多于右侧。早期或轻度狭窄时常无症状，严重时可有腰痛、血尿等，临床触诊可于患侧腰部触及肿大的肾脏。

2. 超声表现

（1）肾盂输尿管连接部狭窄时，超声可见集合系统不规则扩张为无回声区，扩张的肾盂内无回声区下端呈漏斗状为其特征性表现。输尿管上、中、下段均无扩张。

（2）输尿管盆段狭窄时，肾盂及输尿管上、中段均扩张；内为无回声区，扩张的程度与狭窄程度、狭窄部位、狭窄时间长短成正比。

（3）输尿管下段狭窄时，尤其是输尿管开口处狭窄时，肾盂及全程输尿管均扩张。

3. 鉴别诊断

先天性输尿管狭窄的间接征象是肾盂、输尿管扩张，狭窄处直接征象显示有时较困难，应与后天性的输尿管结石、肿瘤及炎症等病因导致的输尿管狭窄相鉴别。

4. 临床价值

超声能够清晰准确地观察到肾脏、输尿管的形态，通过对直接征象和间接征象的观察，可明确病因，为临床治疗提供客观的依据。

（二）输尿管囊肿

1. 病理与临床

输尿管囊肿常因输尿管开口狭窄，输尿管壁内段肌层薄弱，致使输尿管下段膨大，凸入膀胱内形成囊肿。囊肿远端有小窄孔，尿液可从小孔排入膀胱。呈节律性变化。早期常无症状，晚期可出现下尿路梗阻的症状。

2. 超声表现

（1）膀胱内左侧或右侧输尿管开口处可探及一圆形囊肿，壁薄、内为无回声区。

（2）囊肿的膨大与缩小是有节律性的改变。

3. 鉴别诊断

输尿管囊肿位于膀胱三角区两侧输尿管开口处，其节律性的膨大与缩小的变化是与其他疾病鉴别的特征。

4. 临床价值

输尿管囊肿早期无症状，严重时可合并多种并发症，超声可早期发现并确诊，以便早期治疗。

二、输尿管结石

1. 病理与临床

输尿管结石是由于尿液成分比例失调而导致尿盐结晶的形成。其90%以上来自肾脏，原发于输尿管者少见，结石以草酸盐与磷酸盐混合结石多见。常发生于输尿管的三个生理狭窄。结石可引起尿路梗阻，临床上表现为肾绞痛伴血尿等症状。

2. 超声表现

（1）患侧肾盂出现不同程度的扩张，积水程度分轻、中、重度，其程度与梗阻部位及病程长短有关。

（2）扩张的输尿管末端可见团状强回声，后伴声影，不移动。

3. 鉴别诊断

对肾盂积水或临床上有血尿、肾绞痛病史的患者，应沿输尿管仔细查找狭窄或梗阻的部位并分析病因，根据结石特有征象可与肿瘤、炎症相鉴别。

4．临床价值

超声是输尿管结石确诊的首选方法。可在排除其他疾病的同时为临床提供结石的大小、部位及梗阻程度，用以指导临床治疗。

三、输尿管肿瘤

1．病理与临床

输尿管肿瘤，以恶性为主，病理类型与肾盂及膀胱肿瘤相似，主要包括输尿管移行上皮细胞乳头状癌、鳞状细胞腺癌等。多发生于输尿管下段。主要临床表现为无痛血尿，患侧腰、腹疼痛等。

2．超声表现

（1）患侧肾脏集合系统扩张，内见条形或呈手套状无回声区。

（2）病变近端输尿管扩张，病变部位的输尿管内可见团状低回声，与周围组织分界不清。

（3）CDFI显示肿瘤内部及基底部可见点状、细条状动、静脉血流。

3．鉴别诊断

输尿管狭窄、结石、肿瘤均会引起肾盂积水、输尿管扩张，因此，需查找直接征象以明确病因，困难时可结合CT、MRI检查。

4．临床价值

应用无创的实时动态超声筛查肿瘤，在无痛血尿患者明确病因中具有一定的临床价值。

第六节　膀胱疾病

一、膀胱炎

1．病理与临床

膀胱炎为临床常见的泌尿系统炎症性疾病。根据病因不同可分为细菌性、真菌性、结核性和化学性膀胱炎等；根据病程长短分为急性膀胱炎和慢性膀胱炎，慢性膀胱炎可进一步分为腺性膀胱炎、间质性膀胱炎和滤泡性膀胱炎等。主要病理改变为黏膜和黏膜下层充血水肿，有白细胞、淋巴细胞浸润。临床表现为尿频、尿急、尿痛、血尿等，以女性多见。

2．超声表现

（1）膀胱容量及形态异常：下尿道梗阻狭窄如前列腺增生等可使膀胱容量增大，严重时可伴发膀胱憩室。慢性炎症如结核等可导致膀胱容量缩小，膀胱形态不规则。

（2）膀胱壁的改变：膀胱壁弥漫性增厚或局限性增厚，黏膜层不光滑，可有乳头状凸起呈小梁状结构。

（3）膀胱内部回声的改变：无回声区内可见散在的或密集的点状、斑片状或团状强回声，有漂浮感。

3．鉴别诊断

无论何种病因导致的膀胱炎，其壁明显增厚或不均质增厚时均应与膀胱肿瘤相鉴别。尤其是膀胱移行细胞癌，可表现为膀胱壁三层结构紊乱或连续性中断。病史分析有助于鉴别病因。

4. 临床价值

通过超声检查可了解膀胱的容量、残余尿量、膀胱壁增厚的程度，亦可排除膀胱肿瘤、膀胱结石等病变，为临床诊疗提供可靠依据的同时，也可随访观察疗效。

二、膀胱结石

1. 病理与临床

膀胱结石分为原发性膀胱结石和继发性膀胱结石。原发性膀胱结石多由于营养不良或低蛋白饮食所致，多见于儿童。继发性膀胱结石多由上尿路小结石下降并停滞于膀胱内形成的。其主要病因有下尿路梗阻、感染、膀胱异物、代谢性疾病等。多见于男性。我国膀胱结石多为草酸钙、磷酸盐和尿酸盐的混合结石。主要临床表现有尿急、尿频、尿痛和尿流中断。

2. 超声表现

膀胱无回声区内出现团状强回声，后方伴声影。随体位改变移动。

3. 鉴别诊断

典型的膀胱结石易于与其他疾病相鉴别，较难鉴别的是表面有钙化形成的膀胱肿瘤，表面钙化的膀胱肿瘤不移动且基底部可见血流显示。

4. 临床价值

可明确腰痛、腹痛、排尿痛、尿流中断的病因，亦可根据结石的存在查找原发病因。

三、膀胱肿瘤

1. 病理与临床

膀胱肿瘤是泌尿系统最常见肿瘤，分为上皮性和非上皮性两类。上皮性肿瘤占 95%～98%，其中最常见的是移行上皮乳头状癌，少数为鳞癌和腺癌。其病因可能与尿液中某些代谢产物的刺激、慢性炎症等有关。好发于 40～60 岁男性。肿瘤可呈乳头状向腔内生长，亦可以浸润生长方式造成膀胱壁局限性增厚。好发于膀胱三角区。临床表现为无痛血尿、尿痛和尿急等症状。

2. 超声表现

（1）膀胱无回声区内可见一个或多个乳头状、菜花状中强回声向腔内凸出，肿瘤基底部常较宽，肿物大小不一，表面不光滑，不随体位移动。

（2）膀胱壁局限性增厚，膀胱壁的正常结构消失，局部连续中断或层次不清晰。

（3）CDFI 显示肿瘤基底部有细条状血流，为动脉频谱，RI＞0.60。

3. 鉴别诊断

根据上述声像图特点，膀胱肿瘤的诊断通常不难。有时需与膀胱结石、凝血块相鉴别。可结合病变的回声水平、移动性、后方声影、CDFI 等鉴别。较小的肿瘤要注意，易漏诊。

4. 临床价值

超声检查不仅能对膀胱肿瘤做出提示，而且能够对临床血尿病因进行鉴别诊断，也是随访观察肿瘤是否复发的重要手段。

四、膀胱憩室

1. 病理与临床

膀胱憩室是指膀胱壁自分离的逼尿肌之间向外呈袋状膨出而形成的囊状物。其与膀胱内腔之间有孔道相通，称为憩室口，多发生于膀胱三角区周围。膀胱憩室分先天性和后天性，一般认为无论先天性还是后天性憩室，其发生均与先天性膀胱肌层发育局限性薄弱、下尿路长期梗阻使膀胱内压力长期增高等因素有关。先天性的憩室有排空功能，而后天性的憩室无排空功能，尿液易潴留。临床主要表现为排尿刺激性症状。

2. 超声表现

（1）膀胱的侧方、后方等部位可见一个或多个类圆形的无回声区。

（2）壁薄光滑，颇似囊肿，排尿前后其腔大小随膀胱容量多少而改变。

（3）可见憩室与膀胱之间的通道——憩室口。

3. 鉴别诊断

膀胱憩室需与盆腔囊肿相鉴别，寻找憩室口或做膀胱排空试验可明确诊断。

4. 临床价值

超声检查不仅能明确憩室的位置、数目、形态、大小，而且能够检测憩室的排空功能，判定憩室口的大小，并查找梗阻原因、是否有感染及结石等合并症的发生。

五、膀胱异物及凝血块

1. 病理与临床

膀胱异物是指通过人为的作用将一些体外的物品放入膀胱内。其种类繁多，有金属的、塑料的及其他材质的物品，其原因多为患者本人造成的。

膀胱凝血块是指各种病因导致的膀胱内壁出血而形成的实性团块。常见的病因有急、慢性炎症、结石、肿瘤及外伤等。临床主要表现为血尿伴膀胱刺激症状。

2. 超声表现

（1）膀胱异物表现为无回声区中可见杆状、细棒状等形态多样的回声水平不一的回声，随体位移动，膀胱壁光滑，连续良好。CDFI 显示内无血流信号。

（2）膀胱凝血块表现为无回声区内可见絮状、团块状的中低回声，随体位移动。CDFI 团块内部及周边均无血流信号。

3. 鉴别诊断

膀胱异物及凝血块均应与膀胱肿瘤相鉴别。根据团块是否移动、血流情况，结合病史进行诊断。

4. 临床价值

超声不仅可发现凝血块及异物，通过超声特征可进一步判断异物性质等，也可追踪原发病灶及出血原因，并可随诊复查治疗效果。

第七节　前列腺疾病

一、前列腺增生

1. 病理与临床

良性前列腺增生（benign prostatic hyperplasia，BPH），又称前列腺肥大，是老年男性的常见疾病之一，病因与性激素平衡失调有关，病理表现为腺体组织与平滑肌组织及纤维组织的增生，形成增生结节，增生的腺体压迫尿道，使尿道阻力增加。

前列腺增生的症状可以分为两类，一类是因前列腺增生阻塞尿路产生的局部梗阻性症状，如尿频、排尿无力、尿流变细、排尿缓慢、尿潴留等；另一类是因尿路梗阻引起的上尿路并发症，如肾积水、尿毒症等。

2. 超声表现

（1）前列腺增大：增生前列腺体积增大，尤以前列腺前后径增大最为重要。临床上多用前列腺重量来确定是否存在 BPH，由于前列腺的比重在 1.00～1.05，故前列腺重量基本等于其体积。根据前列腺的不同形态，前列腺的重量计算有如下两个公式：①前列腺不对称时，重量（g）＝体积（cm^3）＝$0.5 \times D_1 \times D_2 \times D_3$；②前列腺呈椭圆形时，重量（g）＝体积（$cm^3$）＝$0.5233 \times D_1 \times D_2 \times D_3$。

（2）前列腺形态变圆，饱满，向膀胱凸出：前列腺增生显著者腺体呈球形增大，并向膀胱凸出。在前列腺各部位增生程度不一致，腺体可呈不对称改变。

（3）前列腺内出现增生结节：前列腺内回声不均匀，可呈结节样改变，增生结节多呈等回声或强回声。尿道受增生结节压迫而其走行扭曲。

（4）前列腺内外腺比例失调：前列腺增生主要是内腺增大，外腺受压变薄，内外腺比例为 2.5∶1。

（5）前列腺内外腺之间出现结石：增生前列腺的内、外腺之间常出现点状或斑状强回声，可呈弧形排列，后方伴声影，也可表现为散在的点状强回声，后方不伴声影。前列腺结石多和良性前列腺增生同时发生，通常没有症状及较大危害，但靠近尿道的结石会对后尿道产生压迫。

（6）彩色血流图表现为内腺血流信号增多，在增生结节周围可见血流信号环绕。前列腺增生是良性病变，与正常腺组织比较，增生组织的供血增加，因此，内腺可以见到较丰富的血流，脉冲多普勒显示这些血流是阻力较低的动脉血流频谱，即高舒张期血流频谱。

（7）出现膀胱小梁小房、膀胱结石、肾积水等并发症。前列腺增生引起的尿路梗阻会引起残余尿量增多、尿潴留，长此以往会造成膀胱壁增厚，小梁、小房形成，膀胱结石及肾积水等并发症。

3. 鉴别诊断

（1）前列腺增生与前列腺癌的鉴别：前列腺增生的发病部位多数位于内腺（移行区），少数位于外腺（周缘区）。前列腺癌的发病部位主要位于外腺（周缘区）。前列腺增生结节呈圆形或类圆形、规则，而前列腺癌不如此表现，对早期前列腺癌及前列腺增生合并前列腺癌，鉴别较困难，可行超声引导下穿刺活检。

（2）前列腺增生与慢性前列腺炎的鉴别：慢性前列腺炎前列腺大小正常或稍大，内部回声不均匀，包膜可增厚，结合临床症状或直肠指检及前列腺液化验可与前列腺增生鉴别。

4. 临床价值

前列腺体积对临床诊断与治疗有较大的帮助，为了准确测量前列腺各径线，如果经腹超声无法清晰显示前列腺，应进一步采用经直肠超声探测。

二、前列腺癌

1. 病理与临床

前列腺癌是男性生殖系统最常见的恶性肿瘤之一，发病率随年龄而增长，其发病率有明显的地区差异，前列腺癌欧美国家发病率远高于我国，随着人口老龄化和前列腺检查手段的增多，我国前列腺癌的发病率正呈明显升高趋势。以往发现的前列腺癌多数已属晚期，前列腺癌的肿瘤标志物前列腺特异抗原（PSA）的发现，使前列腺癌的早期诊断早期治疗成为可能。

前列腺癌早期无明显症状。随着病情的发展，当癌肿引起膀胱颈及后尿道梗阻时可出现尿频、尿急、尿潴留、血尿及排尿疼痛症状，前列腺癌发生转移时，表现为腰背痛、消瘦、无力、贫血等表现。

2. 超声表现

（1）二维超声：70％的前列腺癌发生于周缘区。早期前列腺癌声像图往往显示周缘区的低回声结节或等回声结节，边界清晰或不清晰，形态欠整齐。结节病灶如果进一步向外生长，达到或超过包膜，进入前列腺周围脂肪组织，前列腺周围的线状强回声（前列腺周围脂肪）将变形或扭曲，甚至中断。一部分前列腺癌灶内有钙化征象。由于经腹部、经会阴前列腺检查的探头频率低，难以发现较早期的前列腺癌，因此以上表现主要是通过经直肠超声获得。中、晚期前列腺癌的声像图容易识别，表现为前列腺边界不整齐，高低不平，甚至包膜不完整，左右不对称。前列腺内部出现边界不清的低回声。晚期前列腺癌可侵犯精囊、膀胱、直肠等。

（2）彩色多普勒：彩色血流图在一部分前列腺癌显示低回声结节处血流信号明显增加，当患者PSA增高，而声像图正常时，如果彩色多普勒检查发现非对称性和异常血流则提示有前列腺癌的可能性，进一步前列腺穿刺活检能帮助确诊。

3. 鉴别诊断

（1）前列腺增生：前列腺增生症超声表现为前列腺体积增大，形态饱满，向膀胱内凸出，内外腺比例失调，内腺增大，外腺受压变薄，内腺内出现边界清楚的增生结节，彩色血流图显示内腺部位彩色血流信号增多；前列腺癌的病灶多发生在周缘区，早期前列腺癌与前列腺增生较难鉴别，可在超声引导下穿刺活检。前列腺增生合并前列腺癌的患者，因兼有二者的声像图表现，易遗漏后者。因此，鉴别诊断也需要前列腺穿刺活检。

（2）膀胱颈部肿瘤：膀胱颈部肿瘤可侵入前列腺，前列腺癌也可侵犯膀胱，向膀胱内生长，此时两者需鉴别。鉴别要点是膀胱癌自膀胱向腺体内侵犯，而前列腺癌自腺体外后侧向前延伸，膀胱颈部肿瘤CDFI多能发现一支滋养血管，而前列腺癌少有这种典型的图像。此外，血清PSA检查也有助于两者的鉴别。

4. 临床价值

经直肠超声检查能清晰地显示前列腺及其周围邻近组织的受侵情况，对于前列腺癌的早期发现和诊断起到了积极作用，已成为诊断前列腺癌的常规检查方法。然而，多种前列腺疾病都可使血清PSA增高，因此当PSA增高时，需对前列腺疾病做出鉴别诊断，比如，外腺的低回声病灶还存在其他良性病变的可能性，如炎性结节、良性增生；加之内腺的增生结节需要与内腺的癌灶鉴别等，使得单纯的影像学诊断受到一定的局限性，最终仍然需要前列腺穿刺活检来帮助诊断。超声对盆腔淋巴结的显示能力不足，前列腺癌的临床分期多需依靠CT、MR。

三、前列腺炎

1. 病理与临床

前列腺炎是指前列腺特异性和非特异感染所致的急慢性炎症，前列腺炎可以发生在各个年龄段，多见于中青年男子。前列腺炎可分为急性细菌性前列腺炎、慢性细菌性前列腺炎、慢性非细菌性前列腺炎及无症状性慢性前列腺炎。由于精囊和前列腺彼此相邻，故前列腺炎常合并有精囊炎。前列腺炎的常见病因：由尿道炎引起的上行性感染；尿道内留置导尿管引起的医源性感染；邻近器官的炎症，如直肠、结肠、下尿路的感染通过淋巴管引起前列腺炎。此外，性行为频繁、盆腔充血等均可诱发前列腺炎。

急性前列腺炎可有恶寒、发热、乏力等全身症状；局部症状是会阴区胀痛或耻骨上区域有重压感，若有脓肿形成，疼痛剧烈；尿道症状为排尿时有烧灼感、尿急、尿频，可伴有排尿终末血尿或尿道脓性分泌物。炎症迁延不愈则形成慢性前列腺炎，最终导致纤维组织增生，前列腺缩小。慢性前列腺炎其临床表现多较轻微。前列腺液化验及细菌培养对诊断前列腺炎有较大的价值。

2. 超声表现

（1）二维超声：一般情况下，无论是急性前列腺炎或是慢性前列腺炎，声像图特征都不明显，只有部分患者出现声像图改变，如前列腺内片状低回声区，尿道周围低回声晕环，前列腺周围静脉丛扩张等。

急性前列腺炎并发前列腺脓肿时，超声表现为前列腺体增大，内腺或内、外腺同时出现低回声病灶，形态多不规则，内部可见液性回声，透声性一般。

慢性前列腺炎的声像图的主要表现是前列腺外腺回声不均匀，可见片状低回声，形态不规则，边界不清楚。若累及范围较大，呈现大片低回声区，应避免将正常回声视为强回声病灶。

（2）彩色及频谱多普勒：急性前列腺炎或慢性前列腺炎急性发作时，部分患者的前列腺病灶会出现血流信号增加，频谱多普勒会显示高速低阻的血流频谱。前列腺脓肿彩色多普勒显示病灶周边可有较丰富的血流信号，病灶内部坏死液性区则无血流信号。

3. 鉴别诊断

前列腺脓肿未液化时表现为形态不规则的低回声区，边界不清晰；彩色多普勒超声显示低回声区血流较丰富，声像图与前列腺癌相似，此时需要结合患者病史、临床表现、实验室检查及直肠指检做出鉴别诊断。

4. 临床价值

超声检查简便、直观，经直肠前列腺检查较经腹部、经会阴检查能够更清晰地显示前列腺回声改变。二维超声结合彩色多普勒超声能够诊断典型的前列腺急、慢性炎症，有助于前列腺炎治疗疗效的评估。部分前列腺炎症超声检查无明显改变，其诊断还需结合临床表现、实验室检查综合判断。

参考文献

[1] 殷朴. 超声诊断学[M]. 北京：中医古籍出版社，2016.

[2] 周英杰. 妇科超声诊断与介入治疗[M]. 北京：科学技术文献出版社，2016.

[3] 刘国荣，李月春，张京芬. 临床实用神经超声诊断[M]. 北京：人民卫生出版社，2016.

[4] 王晨生. 实用心血管超声诊断学[M]. 北京：科学技术文献出版社，2016.

[5] 姜玉波. 超声技术与诊断基础[M]. 北京：人民卫生出版社，2016.

[6] 王新房，谢明星. 超声心动图学[M]. 北京：人民卫生出版社，2016.

[7] 翟栋材. 实用超声介入诊疗学[M]. 北京：科学技术文献出版社，2016.

[8] 樊文峰. 实用颅脑超声诊断学[M]. 北京：科学技术文献出版社，2016.

[9] 卢洪涛. 实用妇科与产科超声诊断学[M]. 北京：科学技术文献出版社，2016.

[10] 姜玉新. 中国胎儿产前超声检查规范[M]. 北京：人民卫生出版社，2016.

[11] 申素芳. 实用肌肉骨骼系统超声诊断学[M]. 北京：科学技术文献出版社，2016.

[12] 接连利，许燕. 胎儿心脏畸形解剖与超声对比诊断[M]. 北京：人民卫生出版社，2016.

[13] 马超，杨海云. 超声引导慢性疼痛注射技术[M]. 北京：人民卫生出版社，2016.

[14] 丁祥武. 内镜超声引导下细针穿刺术[M]. 北京：人民卫生出版社，2016.

[15] 张娜，邸海燕，刘巍. 实用临床超声诊断[M]. 北京：科学技术文献出版社，2016.

[16] 张娜，邸海燕，刘巍，方芳，杨震. 实用临床超声诊[M]. 北京：科学技术文献出版社，2016.

[17] 周英杰，林玉洁. 实用妇科超声诊断学[M]. 北京：科学技术文献出版社，2016.

[18] 陈胜江. 新编临床超声诊断学[M]. 北京：科学技术文献出版社，2016.

[19] 栗建辉. 妇产科疾病超声诊断与临床[M]. 北京：科学技术文献出版社，2016.

[20] 赵红梅. 超声医学诊断要点[M]. 北京：科学技术文献出版社，2017.

[21] 段宗文，王金锐. 临床超声医学[M]. 北京：科学技术文献出版社，2017.

[22] 张鸽. 实用超声诊断[M]. 北京：科学技术文献出版社，2017.

[23] 张娜，尹春雨，宁伟. 现代临床超声诊断[M]. 北京：科学技术文献出版社，2017.

[24] 谢雯仔. 现代超声医学诊断精要[M]. 北京：科学技术文献出版社，2017.

[25] 陈常佩，李力，陆兆龄. 妇科超声与临床[M]. 北京：人民卫生出版社，2017.

[26] 郭茂平. 临床超声诊断技术及实践[M]. 北京：科学技术文献出版社，2017.

[27] 李晓东. 实用临床疾病超声诊断[M]. 北京：科学技术文献出版社，2017.

[28] 王飞. 超声技术与临床应用[M]. 北京：科学技术文献出版社，2017.

[29] 杨冬梅，喻沁，孙瑾. 实用超声基础与诊断[M]. 北京：科学技术文献出版社，2017.

[30] 李萍. 妇产科超声诊断思维[M]. 北京：科学技术文献出版社，2017.

[31] 赵海专，郝铁，李雪娇. 超声检查技巧与鉴别诊断[M]. 北京：科学技术文献出版社，2017.

[32] 李献亮. 腹部疾病超声诊断技术[M]. 北京：科学技术文献出版社，2017.

[33] 卢洪涛. 临床产科超声诊断学[M]. 北京：科学技术文献出版社，2017.

[34] 张涛. 新编腹部疾病超声诊断学[M]. 北京：科学技术文献出版社，2017.